«Dieses Buch möchte Ihnen die ungeheure Kraft des Atems vermitteln und zeigen, wie er Ihren Alltag erleichtern, Ihre Gesundheit erhalten und stärken, Ihre seelische Verfassung in Harmonie bringen und Sie zu Ihrem inneren Zuhause führen kann. Dazu brauchen Sie keine schwierigen Techniken zu erlernen. Sie brauchen nur ein wenig Achtsamkeit und etwas Neugier.»

Helga Segatz, Jahrgang 1960, ist Atemtherapeutin und lebt in München. Sie hat ihre eigene Praxis und gibt Seminare rund um das Thema Atmen und Selbsterfahrung.

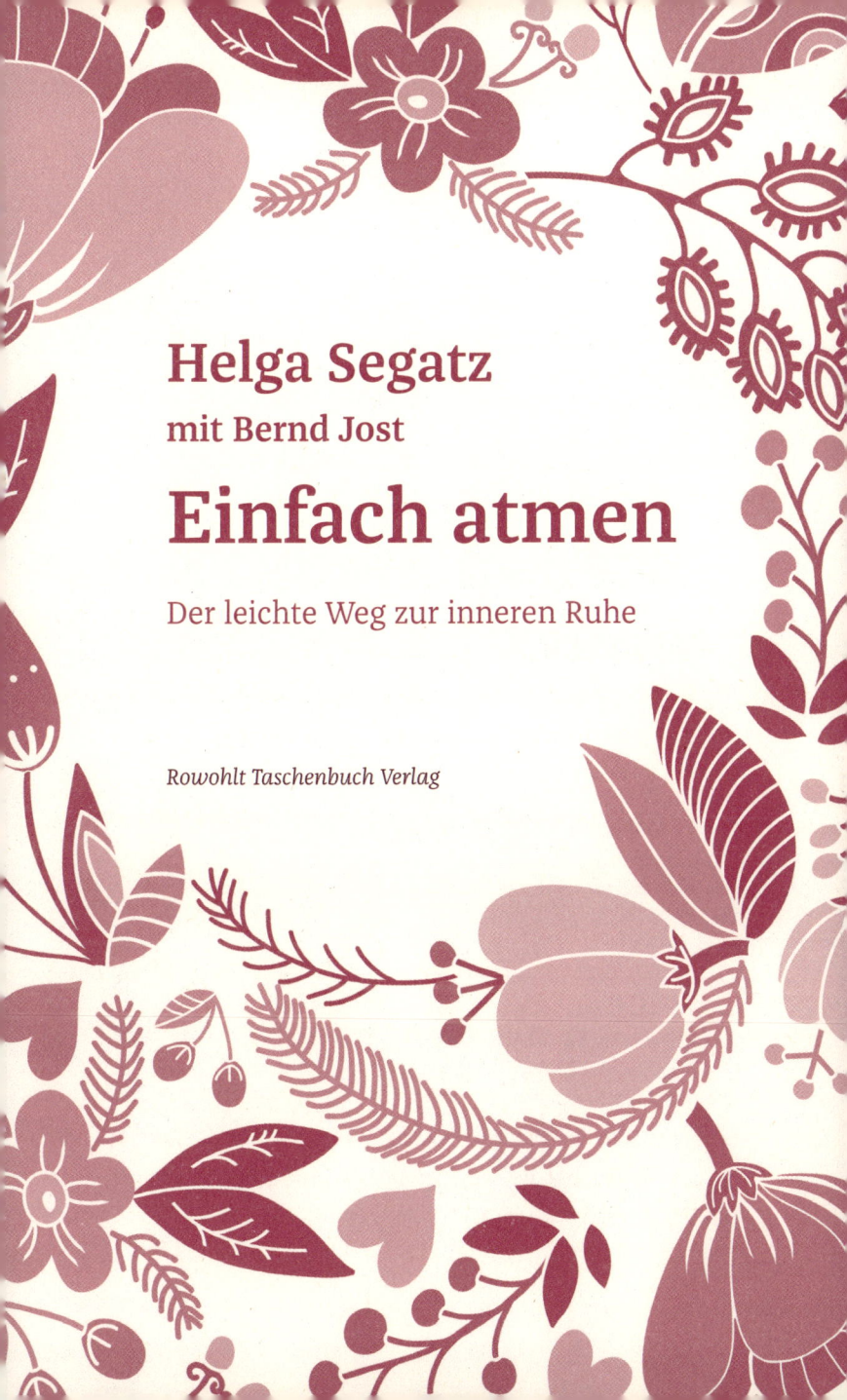

Helga Segatz
mit Bernd Jost

Einfach atmen

Der leichte Weg zur inneren Ruhe

Rowohlt Taschenbuch Verlag

2. Auflage August 2019
Originalausgabe
Veröffentlicht im Rowohlt Taschenbuch Verlag,
Reinbek bei Hamburg, März 2018
Copyright © 2018 by Rowohlt Verlag GmbH,
Reinbek bei Hamburg
Lektorat Angela Troni
Umschlaggestaltung ZERO Media GmbH, München
Umschlagabbildung FinePic®, München
Innengestaltung Daniel Sauthoff
Satz Franziska Pro PostScript (InDesign) bei
Pinkuin Satz und Datentechnik, Berlin
Druck und Bindung CPI books GmbH, Leck, Germany
ISBN 978 3 499 63327 0

Inhaltsverzeichnis

Kapitel 4:
Der Atem als Weg in andere Dimensionen 131

Wie ich zum Atem kam 155

Anhang 171

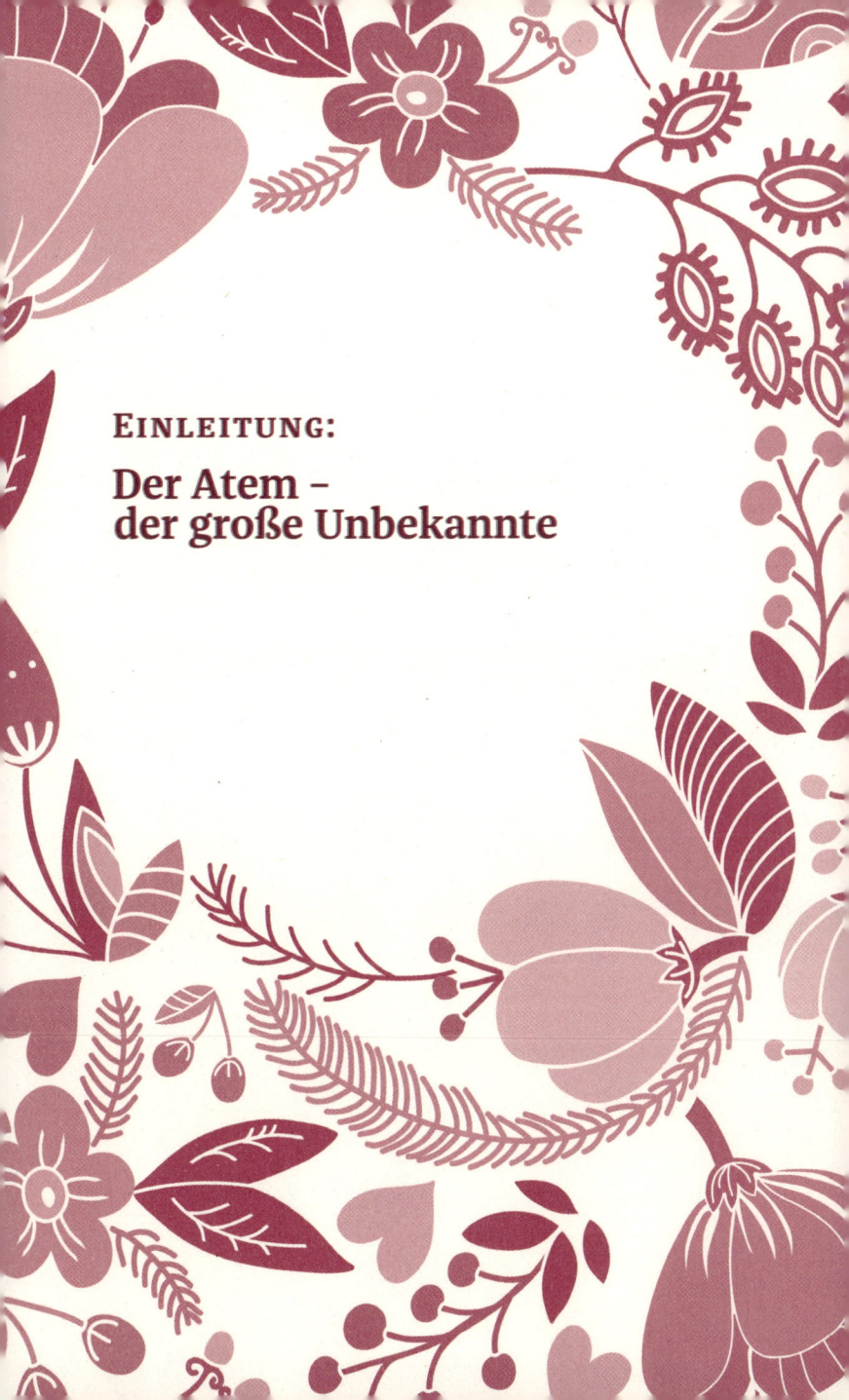

Der Atem – der große Unbekannte

Kein Atem, kein Leben

Atem ist Leben, denn ohne Atem existiert kein Leben. Vom ersten Atemzug des Neugeborenen bis zum letzten Seufzer des Sterbenden begleitet der Atem uns das ganze Leben hindurch. Nur wenige Dinge sind für uns genauso notwendig wie die regelmäßige Versorgung mit Sauerstoff. Wir können mehrere Tage ohne Nahrung auskommen, Wasser ist für die Erhaltung des Lebens schon entscheidender, aber ohne Luft sterben wir schon nach ein paar Minuten.

Der Atem beginnt nicht erst nach der Geburt mit dem ersten Schrei des Babys. Schon im Mutterleib atmen die Zellen des Fötus und werden durch das Blut der Mutter mit Sauerstoff versorgt. Hier spricht man vom inneren Atem. Der Atem begleitet uns also von Anfang an und setzt nicht erst ein, wenn wir auf die Welt kommen.

Der unbewusste Atem

Das Merkwürdige ist: Wir sind uns der Wichtigkeit des Atems gar nicht richtig bewusst. Pro Tag machen wir ungefähr 20 000 Atemzüge, das allerdings geschieht automatisch, weshalb wir davon kaum Notiz nehmen. Wir halten den Atem für ebenso selbstverständlich wie den Herzschlag oder die Verdauung, die beide ebenfalls ohne unser Zutun funktionieren. Erst wenn uns eine Fischgräte im Hals steckt oder wir einen Asthmaanfall erleiden und qualvoll nach Luft ringen, erfahren wir unmittelbar, wie überlebenswichtig der Atem ist.

Dieser äußere Atem ist jedoch nur die eine Seite. Es gibt nämlich auch den inneren Atem, der von uns unbemerkt geschieht. Trotzdem ist er genauso wichtig wie der äußere. Jeder Muskel, jedes Organ und jede einzelne Zelle unseres Körpers brauchen Sauerstoff, sonst können sie ihre Arbeit nicht leisten und uns am Leben erhalten. Wenn wir nicht genügend atmen, werden unsere Organe mit zu wenig Sauerstoff versorgt. Geschieht dies über einen längeren Zeitraum hinweg, schädigen wir unsere Gesundheit und werden krank. Der äußere und der innere Atem sind also ein unzertrennliches Team, beide absolut notwendig für unser Leben.

Atem und Gefühle

Der Atem spielt nicht nur eine absolut notwendige Rolle für unseren physischen Körper. Auch für unser seelisches Gleichgewicht ist er entscheidend. Denn Körper und Seele sind untrennbar verbunden. Wie ein Seismograph reagiert der Atem auf Handlungen, Gefühle und äußere Umstände und spiegelt unseren emotionalen Zustand wider. Wir kennen das alle: Wenn wir nervös sind, atmen wir schneller, sind wir entspannt, fließt der Atem ruhig. Wir halten vor Angst die Luft an, seufzen vor Erleichterung oder stöhnen vor Anstrengung. Die Wissenschaft hat herausgefunden, dass schüchterne Menschen flacher atmen, während selbstbewusste Menschen tiefere Atemzüge machen.

Vermutlich kennen Sie das aus eigener Erfahrung: Statt bei einer ungerechten Bemerkung des Chefs vor Wut zu explodieren, atmet man erst einmal tief durch, gewinnt die Oberhand über die eigene Empörung und reagiert beherrscht, um seinen Job nicht zu riskieren. Gerade in dieser Situation zeigt sich deutlich, wie eng Atem und Gefühle miteinander verbunden sind und wie sie sich durch ihn beeinflussen lassen. Auch die Medizin hat das inzwischen begriffen und setzt Atemübungen ein, um psychische Leiden wie Angstzustände und Depressionen positiv zu beeinflussen.

Die größere Dimension des Atems

Der Atem hat allerdings eine noch viel größere Dimension. Fast alle spirituellen Traditionen benutzen ihn, um tiefe Meditationszustände zu erreichen. Die Weisen wissen seit je um die enge Verbindung von Geist und Seele und setzen ihn damals wie heute zur Weiterentwicklung des Menschen ein. Dieses Wissen steht uns ebenfalls zur Verfügung, und wir können es für uns nutzbar machen.

Und noch etwas: Haben Sie schon einmal darüber nachgedacht, dass die Luft, die wir einatmen, jemand anders bereits ein- und ausgeatmet hat? Auch die Luft, die wir ausatmen, atmet jemand anders ein und wieder aus. Den für uns lebensnotwendigen Sauerstoff haben die Pflanzen und Bäume produziert. So sind wir durch den Atem untrennbar mit anderen Menschen und der Natur verbunden. Andere Kulturen haben dies schon immer gewusst. Es zeigt anschaulich, dass Atmen viel mehr ist als nur ein Gasaustausch, also das Aufnehmen von Sauerstoff und Abgeben von Kohlendioxid, nämlich ein lebendiges miteinander Verbundensein mit der ganzen Schöpfung.

Unser gehetztes Leben

In der heutigen Welt leiden wir alle mehr oder weniger unter den hohen Anforderungen des modernen Lebens, der ununterbrochenen Überflutung mit allen möglichen Reizen und ständiger Zeitnot. Uns fehlt buchstäblich die Luft zum Atmen. Wir hetzen durch den Alltag, fühlen uns gestresst, überfordert, nicht mehr mit uns verbunden. Nachts finden wir keinen erholsamen Schlaf, und am nächsten Tag beginnt der Teufelskreis von neuem. Durch die Überbeanspruchung unserer Nerven verlieren wir beim geringsten Anlass die Fassung und streiten mit unseren Kindern, Partnern oder Arbeitskollegen. Womöglich leiden wir sogar unter Panikattacken, Asthmaanfällen oder Migräne.

Bei alledem wissen wir nicht, dass wir einen Freund, Helfer und Heiler ganz nah bei uns haben: unseren Atem.

Der Atem als Kraftquelle

Dieses Buch möchte Ihnen die ungeheure Kraft des Atems vermitteln und Ihnen zeigen, wie er Ihren Alltag erleichtern, Ihre Gesundheit erhalten und stärken, Ihre seelische Verfassung in Harmonie bringen und Sie zu Ihrem inneren Zuhause führen kann. Dazu brauchen Sie keine schwierigen Techniken zu erlernen, lange Übungen zu machen oder viel Zeit zu investieren. Sie brauchen nur ein wenig Achtsamkeit und etwas Neugier. Ich verspreche Ihnen ein faszinierendes Abenteuer – und damit einhergehend ein entspannteres, erfüllteres und selbstbestimmteres Leben.

Was ist Atmung?
Für alle, die es genau wissen wollen

Umgangssprachlich versteht man unter Atmung das Ein- und Ausströmen von Luft in die Lunge und die damit verbundene mehr oder minder sichtbare Bewegung der Brust und des Bauches.

Physiologisch steht der Begriff Atmung dagegen für deutlich mehr. Etwa bezeichnet er den gesamten Prozess vom Einströmen der Luft über die Energiegewinnung in den Zellen mit Hilfe des von den roten Blutkörperchen angelieferten Sauerstoffs bis hin zum Ausatmen und zu dem dabei entstandenen Kohlendioxid.

Noch einmal im Detail: Die Lunge muss passiv bewegt werden, da sie anders als das Herz keine eigene Muskulatur besitzt. Dies geschieht durch den Brustkorb oder vielmehr die dort ansetzenden Muskeln und das Zwerchfell – jenen großen Muskel, der den Brustraum vom Bauchraum trennt. Die Lunge folgt den Bewegungen des Brustkorbs, mit dem sie durch das Lungen- und das Brustfell verbunden ist. Die Einatmung erfolgt aktiv. Wenn wir den Brustkorb heben und dabei das Zwerchfell kontrahieren, weitet sich das elastische Lungengewebe. Der dadurch entstehende Unterdruck in der Lunge führt dazu, dass Luft über die oberen Atemwege nachströmt. Am Ende der Einatmung entspannt sich die beteiligte Muskulatur, wodurch sich das Lungengewebe wieder zusammenzieht und die Luft entweicht.

Im Normalfall ist die Ausatmung also ein passiver Vorgang. Die Luft strömt über die Nase ein und gelangt über die Nasenhöhlen in den Mund- und Rachenraum. Dabei wird sie durch die Schleimhäute auf Körpertemperatur erwärmt, angefeuchtet und von Verunreinigungen befreit. Als Nächstes erreicht sie die Luftröhre, die sich als Bronchialbaum in ein System von immer kleiner werdenden Ästen innerhalb der Lunge verzweigt. Diese münden am Ende in zirka 300 Millionen Lungenbläschen (Alveolen), in denen der eigentliche Gasaustausch stattfindet. Deren Größe beträgt ausgeatmet zirka 50 und eingeatmet zirka 250 tausendstel Millimeter, was sich zu einer Gesamtfläche von 80 bis 120 Quadratmetern addiert. Das macht circa 1,7 Quadratmeter Hautoberfläche, was die (vermutlich durch einen *James Bond*-Film) in die Welt gesetzte Behauptung ad absurdum führt, ein Mensch müsse ersticken, wenn die zu einem gewissen Teil auch über die Haut stattfindende Atmung zum Beispiel durch Goldstaub unterbunden würde.

Die Lungenbläschen sind eng von feinsten Blutgefäßen umschlossen. Blut und Außenluft sind dort nur noch durch eine ein zehntausendstel Millimeter dicke Membran getrennt, sodass der Sauerstoff ins Blut und das Kohlendioxid zurück in den Lungenbläscheninnenraum diffundieren. Bis hier wird von der äußeren Atmung gesprochen. Danach beginnt die sogenannte innere Atmung.

Der Sauerstoff und die Bestandteile der Nahrung werden von den roten Blutkörperchen aufgenommen und mit dem Blutstrom zu den Zellen transportiert, wo mittels Oxidation die benötigte Energie gewonnen wird. Das dabei anfallende Kohlendioxid wird von den Blutkörperchen, die dadurch einen bläulichen Farbton annehmen, absorbiert und mit dem venösen Rückstrom zurück zur Lunge gebracht.

Die Menge der bei der Ein- und Ausatmung in die Lunge hinein- und wieder heraustransportierten Luft wird als Atemvolumen bezeichnet. In Ruhe atmen wir mit jedem Atemzug lediglich einen halben Liter Luft ein und wieder aus. Bei körperlicher Anstrengung vergrößert sich die Ausatmung um zirka 1,5 Liter und die Einatmung um 2,5 Liter. Zusammen mit dem einen Liter, der immer in der Lunge verbleibt, ergibt sich so eine durchschnittliche Lungenkapazität von fünf bis sechs Litern. Bei zirka zwölf Atemzügen pro Minute in Ruhe benötigt der Körper demnach sechs Liter Luft. Unter Ausschöpfung der verfügbaren Lungenkapazität sind aber auch 100 Liter bei 50 Atemzügen pro Minute möglich. Daran sieht man, sofern keine anderweitigen Hindernisse vorliegen, dass sich die Atmung in einem vielfach höheren Maß an die körperlichen Anforderungen anpassen kann als das Herz-Kreislauf-System, das lediglich über den Faktor fünf verfügt.

Atemlosigkeit ist also im Normalfall kein Problem der äußeren Atmung, sondern ein Zeichen dafür, dass das Blut den Sauerstoff nicht schnell genug zu den Zellen bringen kann. Bei sehr flacher Atmung, die oft mit einer hohen Atemfrequenz verbunden ist, kann es geschehen, dass die Luft nur in den oberen Atemwegen hin und her bewegt wird, ohne dass es dabei zu einem echten Austausch kommt. Ein zu langer Schnorchel hätte einen ähnlichen Effekt.

Im Normalfall hat die Luft, die wir einatmen, einen Sauerstoffgehalt von 21 Prozent und jene, die wir ausatmen, einen Gehalt von 16 bis 17 Prozent. Bei der Atmung werden also lediglich vier Prozent Sauerstoff entnommen. Allerdings stellen die 17 Prozent bereits die Grenze dar, ab der ein Leistungsabfall feststellbar ist. Ab sieben Prozent wird man bewusstlos, und ab drei Prozent tritt der Tod ein.

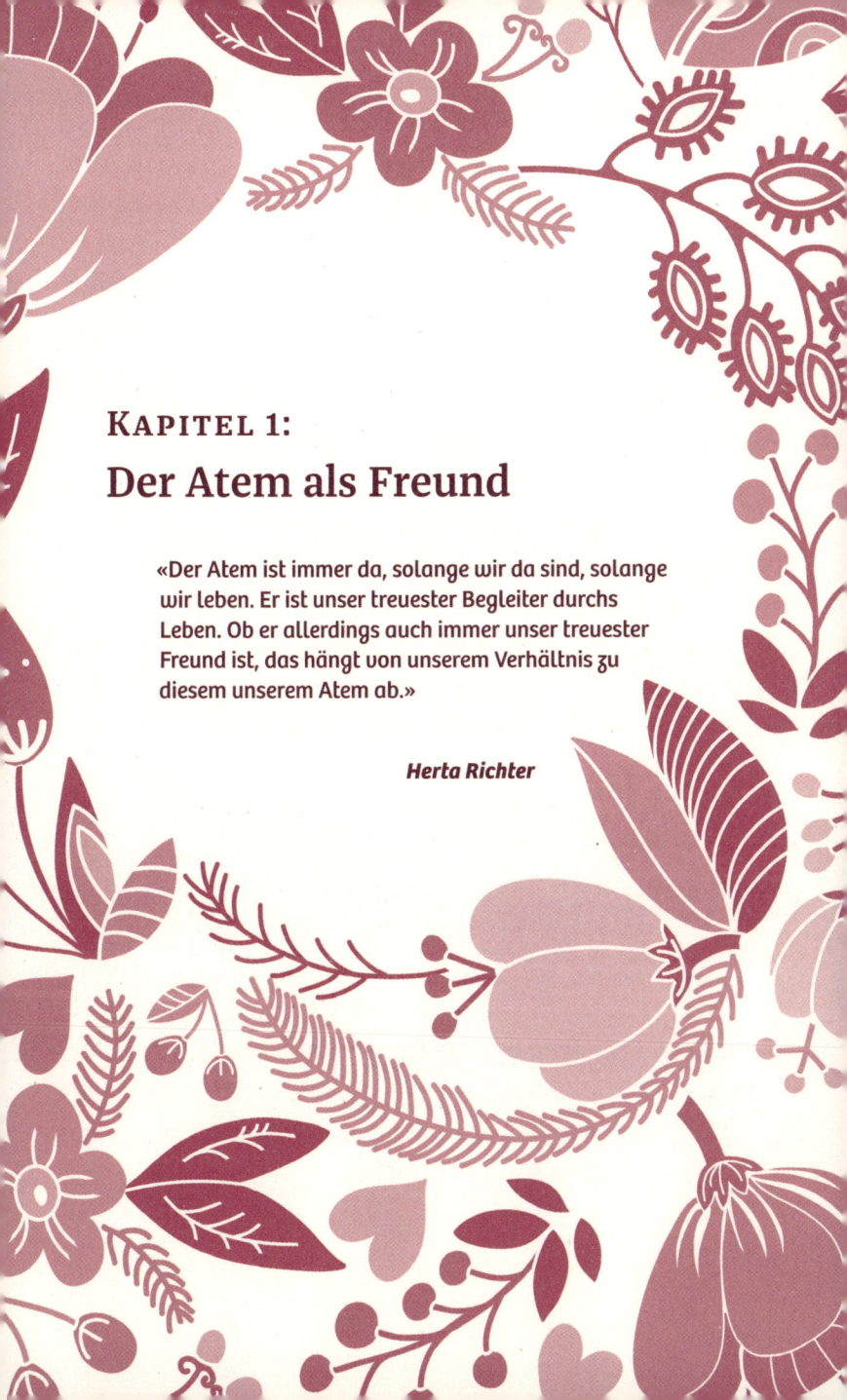

Kapitel 1:

Der Atem als Freund

«Der Atem ist immer da, solange wir da sind, solange wir leben. Er ist unser treuester Begleiter durchs Leben. Ob er allerdings auch immer unser treuester Freund ist, das hängt von unserem Verhältnis zu diesem unserem Atem ab.»

Herta Richter

Den Atem kennenlernen

Die meisten von uns haben den Kontakt zu ihrem Atem verloren. Im Alltag ist uns kaum bewusst, dass wir atmen. Schließlich passiert es automatisch. Erst wenn wir eine Treppe hinaufgehen oder rennen, um den Bus zu erreichen, hören wir uns hecheln.

Vielleicht haben Sie auch schon mal Sätze wie diese gehört: «Was soll ich mich um den Atem kümmern? Der geht ja von alleine. Ich kümmere mich doch auch nicht um meinen Herzschlag oder darum, wie die Leber oder der Darm arbeitet. Die Organe wissen am besten, was sie tun sollen. Da mische ich mich nicht ein.»

Das klingt plausibel. Aber im Unterschied zu allen anderen Funktionen des vegetativen Nervensystems können wir unseren Atem bewusst steuern, und das hat immense Auswirkungen auf unser ganzes Leben, wie Sie im Laufe des Buches erfahren werden. Deswegen lohnt es sich sehr, sich mit dem Atem zu befassen und ihn als Freund zu betrachten. Wie ein guter Freund für uns da ist und uns beisteht, wenn wir Hilfe brauchen, so ist auch der Atem in allen Lebenssituationen als Unterstützer für uns da. Doch genauso wie wir einen Menschen langsam kennenlernen müssen und ihn nicht sofort mit unseren Vorstellungen und Forderungen überfallen dürfen – weil wir ihn dann nicht wirklich kennenlernen –, so müssen wir uns auch dem Atem vorsichtig nähern und seine verschiedenen Seiten und Fähigkeiten nach und nach entdecken.

Deshalb möchte ich Sie nun einladen, ein paar sehr leichte Übungen zu machen.

Einfach atmen

Sorgen Sie dafür, dass Sie während der Übung nicht gestört werden, und stellen Sie Telefon und Handy aus. Tragen Sie keine beengende Kleidung und öffnen Sie Gürtel und / oder oberen Hosenknopf. Ziehen Sie die Schuhe aus, damit Sie wirklich mit dem Boden in Kontakt kommen. Suchen Sie sich einen Stuhl mit einer ebenen Sitzfläche und ohne Lehnen. Setzen Sie sich auf das vordere Drittel. Das macht es Ihnen leichter, aufrecht und entspannt zu sitzen. Stellen Sie die Füße fest auf den Boden und legen Sie die Hände locker auf die Oberschenkel. Schließen Sie nun die Augen und versuchen Sie, nach innen zu schauen. Auch die Ohren richten sich nach innen, damit Sie nicht von Außengeräuschen abgelenkt werden. Lassen Sie die Kiefergelenke, die meistens verspannt sind, sanft los, und auch die Stirn entspannt sich.

Atmen Sie durch die Nase ein und aus. Richten Sie Ihre Aufmerksamkeit darauf, wie die Luft durch die Nase einströmt, wie weit sie in Ihren Körper hineingelangt und wie sie ihn wieder verlässt. Lassen Sie den Atem so, wie er ist. Greifen Sie nicht ein und verändern Sie ihn nicht, sondern beobachten Sie ihn nur. Sie wollen Ihren Atem kennenlernen. Dabei gibt es kein Richtig oder Falsch. Lauschen Sie für ein paar Minuten nur dem Ein- und Ausströmen Ihres Atems, dem Kommen und Gehen, das sich anfühlen kann wie Meereswellen, die sich vom Strand zurückziehen und sich dann wieder auf den Sand ergießen.

Beobachten Sie dabei Folgendes: Sind der Ein- und der Ausatem gleich lang? Geht der Atem schnell oder langsam? Ist er flach oder eher tief? Wird er an irgendeiner Stelle im Körper blockiert?

Einfach feststellen, nichts verändern wollen. Fühlt sich Ihr Atem nach fünf oder sechs Atemzügen anders an? Wenn ja, wie anders?

Es ist erstaunlich, was wir durch bloßes Beobachten verändern können. Wahrscheinlich ist Ihr Atem nach dem fünften Atemzug ruhiger geworden – und Sie womöglich auch. Manchmal wird der Ausatem länger, und der Einatem geschieht von alleine. Eventuell haben sich auch Verspannungen gelöst. Vielleicht hat sich sogar Ihr Körpergefühl verändert, und Sie spüren manche Partien nun deutlicher.

Die Atemübung lässt sich übrigens auch wunderbar im Liegen praktizieren.

Legen Sie zwei Decken übereinander, nehmen Sie eine

Yogamatte oder legen Sie sich auf einen weichen Teppich, damit der Boden nicht zu hart für Sie ist und Sie sich besser entspannen können. Betten Sie den Kopf auf ein Kissen. Nun schließen Sie die Augen und lassen sie gefühlt nach hinten in den Kopf sinken. Richten Sie die Ohren nach innen, lockern Sie die Kiefergelenke und entspannen Sie die Stirn.

Atmen Sie wieder durch die Nase ein und aus. Richten Sie Ihre Aufmerksamkeit darauf, wie die Luft durch die Nase einströmt, wie sie in Ihren Körper hineingleitet, ihn weitet und wie sie ihn wieder verlässt. Lassen Sie Ihren Atem so, wie er ist, verändern Sie ihn nicht, beobachten Sie ihn nur. Es geht darum, Ihren eigenen Atemrhythmus wiederzuentdecken und nicht einen fremden Rhythmus zu übernehmen.

Lauschen Sie für ein paar Minuten dem Ein- und Ausströmen Ihres Atems. Fließt er leichter als im Sitzen? Stößt er auf andere Verspannungen? Geht er bis in den Bauchraum? Beobachten Sie das Geschehen, ohne zu beurteilen oder etwas verändern zu wollen. Einfach atmen.

Diese simple Atemübung kann tiefgreifende Wirkungen haben, wenn Sie sie mehrfach am Tag praktizieren. Dafür müssen Sie sich nicht einmal zwingend zu Hause Zeit freischaufeln. Natürlich ist eine ruhige Umgebung für die Übung förderlich, weil Sie sich dann besser konzentrieren können, und am Anfang sollten Sie sie wie erwähnt ungestört in einem ruhigen Raum üben. Doch wenn Sie sie ein paarmal praktiziert haben und mit dem Ablauf vertraut sind, können Sie sie überall unauffällig ausführen, etwa im Bus oder in der U-Bahn. Sie ist sehr beruhigend, wenn Sie im Stau stehen – in dem Fall dürfen Sie natürlich nicht die Augen schließen! Sie können sogar in der Warteschlange an der Supermarktkasse üben, statt sich über die langsame Kundin vor Ihnen zu ärgern.

Nutzen Sie jede Gelegenheit, die sich Ihnen bietet, um bewusst auf Ihren Atem zu achten. Er wird sich für Ihre Aufmerksamkeit revanchieren und Sie ruhiger und gelassener werden lassen.

Ich habe die Übung zuletzt heute Nacht gemacht, weil mir so viele Dinge durch den Kopf gegangen sind. Dabei habe ich wieder einmal gemerkt, wie viel Konzentration nötig ist, um dabeizubleiben und nicht wieder ins Gedankenkarussell einzusteigen. Diese kleine Übung zeigt deutlich, wie schwer es ist, nur zehn Atemzüge zu machen, ohne dass unsere Gedanken uns mit sich fortreißen. Schaffen wir es aber, werden wir merklich ruhiger und schlafen leichter ein.

Warum nicht durch den Mund atmen?

Sehr viele Menschen achten nicht darauf, wie sie atmen, und lassen die Luft, besonders wenn sie gestresst sind, durch den leicht geöffneten Mund ein- und ausströmen. Beim Ausatmen ist das auch in Ordnung, doch einatmen sollte man immer durch die Nase. Warum?

Es ist gesünder, durch die Nase zu atmen als durch den Mund, da die Nasenatmung viele Funktionen erfüllt, die für den gesamten Organismus wichtig sind. Etwa schützt sie den Körper vor Fremdpartikeln und Krankheitserregern, weil das Innere der Nase – also Nasengänge und Nasenmuscheln – mit einer ganz besonderen Schleimhaut ausgekleidet ist. Die Schleimhaut als Teil der Immunabwehr ist mit vielen mikroskopisch kleinen, beweglichen Härchen ausgestattet. Diese Flimmerhärchen filtern aus dem eingeatmeten Luftstrom beispielsweise Staub- und Schmutzteilchen, aber auch Keime und Krankheitserreger und hindern sie so am Eindringen in den Körper. Ist doch einmal etwas in die Nase gelangt, kommt der Schleimfilm zum Einsatz. Er nimmt kleinere Verunreinigungen und Partikel auf und transportiert sie in Richtung Nasenausgang. Zusätzlich werden besondere Eiweiße und Enzyme in der Schleimhaut produziert. Sie unterstützen die Schutzfunktion und dienen als Abwehrkräfte.

Die Nasenschleimhaut hat jedoch noch eine andere wichtige Funktion. Sie bringt die Atemluft beinahe auf Körpertemperatur und feuchtet sie gleichzeitig an. Sogar bei Außentemperaturen von minus zehn Grad Celsius erwärmt sich die Luft auf dem Weg bis zur Lunge auf über 30 Grad. Bei Kälte strömt nämlich vermehrt Blut in die Schwellkörper der Nase, sodass die Nasenschleimhaut anschwillt. Strömt die kalte Außenluft an diesem Schleimhautpolster vorbei, wird sie aufgewärmt. Umgekehrt wird extrem heiße und trockene Luft beim Einatmen durch die Nase abgekühlt und mit Feuchtigkeit angereichert.

Doch das ist noch nicht alles. Die Nasenatmung führt zu einer um zehn bis 15 Prozent höheren Sauerstoffanreicherung des Blutes. So werden die Zellen und die Organe besser mit dem lebenswichtigen Stoff versorgt und können ihre Aufgaben effektiver erfüllen.

In der Nase gibt es drei Nasenmuscheln. In der oberen befinden sich die Riechnerven, die durch die Siebbeinhöhle, die so heißt, weil sie wie ein Sieb gelöchert ist, direkt ins Gehirn führen.

Mundatmung hat nicht nur eine verminderte Riechfähigkeit, sondern auch eine geringere Immunabwehr und die Austrocknung der Nasenschleimhaut zur Folge. Wissenschaftliche Studien haben bewiesen, dass der Intelligenzquotient von Kindern zunimmt, nachdem eine durch Polypen oder eine Nasenscheidewandverkrümmung verursachte erschwerte oder gar unmögliche Nasenatmung operativ korrigiert wurde.

Sollte Sie das alles immer noch nicht von den Vorteilen der Nasenatmung überzeugt haben, liefere ich Ihnen hier noch ein weiteres unschlagbares Argument. Das Gesicht eines Menschen, der durch die Nase atmet, ist viel lebendiger als das von jemandem, der durch den Mund atmet. Das gilt natürlich für Frauen und Männer.

Hände öffnen, Hände schließen

Diese Übung verbindet eine Bewegung mit dem Atem.

Sorgen Sie dafür, dass Sie für die Dauer der Übung ungestört bleiben (Ihr Handy haben Sie sicher bereits auf «stumm» geschaltet). Setzen Sie sich gerade, aber entspannt auf einen Stuhl, die Füße fest auf dem Boden. Schließen Sie nun die Hände zu sanften Fäusten und legen Sie sie entspannt auf die Oberschenkel. Wenn Sie einatmen, öffnen Sie die Hände langsam, wenn Sie ausatmen, schließen Sie die Hände langsam wieder. Tun Sie dies für ein paar Minuten und beobachten Sie dabei Ihren Atem.

Spüren Sie, wie der Brustraum sich weitet und sich mit jedem Atemzug mehr aus seiner Enge befreit? Oft ist unser Herz schwer, belastet von Sorgen und Nöten. Dies spüren wir an der Enge unseres Brustkorbs. Beobachten Sie, wie Ihr Atem allmählich tiefer geht und der Bauch sich nach vorne wölbt.

Wenn Sie wollen, können Sie Ihren Atem auch hörbar aushauchen und damit den Ausatem verstärken, mit ihm alles loslassen, was das Herz beschwert, und wiederentdecken, wie es sich anfühlt, wenn Sie durchatmen können. Vielleicht löst sich als besonderes Geschenk sogar ein tiefer Seufzer am Schluss.

Duft und Hauch

Eine weitere Möglichkeit, um einen entspannten und tiefen Atemrhythmus zu erreichen, ist diese Übung:

Halten Sie eine Hand (ob die rechte oder die linke, spielt keine Rolle) vor den Mund und atmen Sie tief durch die Nase ein. Stellen Sie sich dabei einen Duft vor, den Sie mögen. Öffnen Sie sich für diesen Duft und lassen Sie ihn ganz in sich hineinströmen. Beim Ausatmen hauchen Sie langsam und sanft in die Handinnenfläche und lassen dabei Ihre Hand mit dem Hauch in die Weite gleiten. So weit, wie Ihr Atem sie trägt. Beim Einatmen führen Sie die Hand zurück zum Mund, atmen tief durch die Nase ein und hauchen erneut sanft hinein. Spüren Sie, wie der Hauch sie vielleicht noch ein Stück weiter davonträgt.

Wiederholen Sie die Übung einige Male und beobachten Sie, wie Sie immer tiefer und ruhiger atmen. Es schadet nicht, wenn Sie die Übung auch mit der anderen Hand machen. Hinterher werden Sie ruhiger und entspannter sein.

Gähnen

Gähnen in Gesellschaft gilt als unhöflich, weshalb wir es oft unterdrücken oder hinter vorgehaltener Hand verbergen. Warum wir gähnen und was es in uns auslöst, hat die Wissenschaft bisher nicht eindeutig herausgefunden, daher gibt es dazu derzeit verschiedenen Theorien. Gähnen gilt unter anderem als Zeichen von Langeweile, Müdigkeit oder Hunger. Alle Säugetiere gähnen, selbst Reptilien und Vögel. Dabei ist Gähnen kein Reflex und damit keine Reaktion auf einen bestimmten Reiz. Selbst Föten im Mutterleib gähnen. Man vermutet, dass dadurch die Lungen aktiviert werden.

Gähnen kann den Blutdruck und den Herzschlag erhöhen und die Lungenfunktion verbessern. Auf Magnetresonanztomographenbildern kann man sehen, dass im Gehirn beim

Gähnen dieselben Areale aktiv sind wie bei der Selbstein-
schätzung oder dem autobiographischen Gedächtnis. Außerdem sind dieselben Neurotransmitter aktiv, die Emotionen
und Appetit beeinflussen. Beim Gähnen werden vermehrt
Serotonin (gibt ein Gefühl von Gelassenheit, innerer Ruhe
und Zufriedenheit, dämpft Aggression und Angst, Kummer
und Hungergefühle) und Dopamin (wird als Glückshormon
bezeichnet) ausgeschüttet. Man vermutet, dass Gähnen neben
Lachen und Weinen das Verarbeiten von schmerzhaften Erleb-
nissen begünstigt. Ebenso gibt es Hinweise dafür, dass Gähnen Stress abbaut – gut zu beobachten bei Sportwettkämpfen
oder bei Lampenfieber vor einem öffentlichen Auftritt.

Ganz gleich, was die Wissenschaft eines Tages noch herausfinden wird, eins ist sicher: Gähnen versorgt uns mit mehr
Sauerstoff, entspannt die häufig verkrampften Kiefergelenke,
löst ein wohltuendes Räkeln und Dehnen aus (umgekehrt können Sie mit Räkeln und Dehnen ein Gähnen auslösen, weshalb
viele Atemstunden damit beginnen) und entspannt dadurch
den ganzen Körper.

Setzen Sie sich auf einen Stuhl und legen Sie los. Dehnen
und räkeln Sie sich und gähnen Sie hemmungslos – natürlich ohne die Hand vor den Mund zu halten! Öffnen Sie
leicht den Mund, atmen Sie ein und lassen Sie das Gähnen
langsam kommen. Geben Sie ihm einfach nach, lassen Sie
zu, dass sich Ihr Mund immer weiter öffnet und das Kiefer-
gelenk sich löst. Wenn Ihre Lunge scheinbar bis zum Plat-
zen gefüllt ist, hauchen Sie die Luft mit einem mehr oder

weniger lauten «Haaaa!» aus. Warten Sie ab, bis sich das nächste Gähnen einstellt, und öffnen Sie den Mund, sofern möglich, noch weiter als beim ersten Mal. Vielleicht geben Sie beim dritten Gähnen dem Impuls nach, breiten die Arme weit in den Raum aus und lassen sie beim Ausatmen eine neue Dehnhaltung finden. Oder legen Sie die Arme auf den Oberschenkeln ab. Dehnen Sie beim nächsten Gähnen die Beine und entspannen Sie sie beim Ausatmen. Auch hier gilt: Forcieren Sie nichts. Warten Sie, bis sich der Gähn-impuls einstellt, und überlassen Sie sich ihm.

Diese Übung können Sie wahlweise auch im Liegen (auf dem Boden oder am Morgen im Bett) ausführen. Legen Sie sich auf eine Decke, eine Yogamatte oder einen flauschigen Teppich, damit Sie sich besser entspannen können. Betten Sie den Kopf auf ein Kissen und dann gähnen Sie drauflos. Dehnen Sie Arme und Beine nach Herzenslust und lassen Sie sie von selbst zurückgleiten, wenn das Dehnen ins Lösen übergeht. Versuchen Sie sich möglichst nicht einzumischen, sondern lassen Sie es einfach geschehen. Vertrauen Sie darauf, dass Ihre Beine schon wissen, wie «es geht» und wie sie am entspanntesten liegen. Ihre Arme wissen das ebenfalls. Wagen Sie es und spüren Sie, wie es sich liegt, wenn Sie Ihre Arme und Beine einfach machen lassen.

Geben Sie sich ganz dem Gähnen und den Bewegungen Ihres Körpers hin. Vielleicht dehnen und strecken Sie sich nur, vielleicht strampeln Sie jedoch auch wie ein Baby. Ihr Körper weiß, was für ihn richtig ist und was ihm guttut.

Na, wie fühlen Sie sich? Wahrscheinlich erfrischt, ent-

spannt und befreit. Der Kreislauf ist angeregt, der Kopf klarer, weil das Gehirn eine Extraportion Sauerstoff bekommen hat. Die Augen sind vielleicht feucht geworden, und der Speichel fließt vermehrt – ein Zeichen dafür, dass die Drüsentätigkeit angeregt wurde. Blicken Sie nun in den Spiegel. Ihre Gesichtshaut ist sicher viel besser durchblutet und womöglich sogar glatter. Das sollte Sie inspirieren, öfter am Tag ausgiebig zu gähnen – es muss ja nicht gerade bei der Teambesprechung in der Firma sein.

Falls Sie viel am Computer arbeiten, nehmen Sie sich vor, jede Stunde ein paarmal ausgiebig zu gähnen und sich dabei kurz zu dehnen und zu räkeln. Das löst die Verkrampfung, die durch die unnatürliche Haltung verursacht wird, und versorgt Ihr Gehirn mit dem nötigen Kraftstoff. Sie wissen sicher, dass das Gehirn 30 Prozent des gesamten Sauerstoffbedarfs Ihres Körpers beansprucht. Also, tun Sie sich selbst und Ihrem Gehirn etwas Gutes und gähnen Sie!

Pendeln

Jeden Tag gehen, laufen oder schlendern wir und verlagern dabei ständig unser Gewicht von einem Fuß auf den anderen sowie von einem Bein aufs andere. Das geht automatisch vonstatten, und wir sind uns dessen kaum bewusst, dabei geschieht dieses Hin und Her viele tausend Mal am Tag.

Führen Sie die Pendelbewegung bei der nun folgenden

Übung mit voller Aufmerksamkeit aus. Das ist ganz einfach und überall zu praktizieren, sogar an der Haltestelle, wenn der Bus mal wieder nicht kommt. Am leichtesten geht es jedoch zu Hause in einem ruhigen Raum. Wahrscheinlich haben Sie diese Übung schon häufig unbewusst gemacht, allerdings zeigt sie nur dann Wirkung, wenn Sie dabei aufmerksam auf Ihre Körperempfindungen achten.

Stellen Sie sich mit geradem Rücken hin, die Füße ungefähr schulterbreit auseinander, die Knie nicht durchgestreckt. Atmen Sie nun ein paarmal bewusst ein und aus. Dann verlagern Sie Ihr Gewicht langsam von einem Fuß auf den anderen, wobei es von der einen Seite über die Mitte zur anderen wandert.

Spüren Sie, wie der eine Fuß Gewicht abgibt und der andere es aufnimmt. Führen Sie die Bewegung möglichst langsam aus, damit Sie genau spüren, wie das Gewicht auf der einen Seite immer weniger wird und auf der anderen langsam zunimmt, bis es vollständig dort angekommen ist. Spüren Sie, wie jetzt Ihr gesamtes Gewicht auf der anderen Fußsohle und dem anderen Bein liegt, wie sich die Ferse des entlasteten Fußes vielleicht sogar heben will und das dazugehörige, vom Gewicht befreite Knie ein wenig nach vorn schwingt. Warten Sie einen Moment, bis Sie den Impuls verspüren, das Gewicht wieder auf die andere Seite zu verlagern, und machen Sie die gleiche sanfte Bewegung in die andere Richtung. Spüren Sie dabei, wie Ihr Gewicht mehr und mehr auf die andere Fußsohle übergeht, bis es schließlich völlig darauf ruht. Schwere und Leichtigkeit wechseln sich ab. Das eine bedingt das andere.

Was macht eigentlich Ihr Atem? Hat er sich bereits mit der Bewegung verbunden, ohne dass es Ihnen bewusst war? Mit welchem Atemzug beginnen Sie eine neue Bewegung? Atmen Sie ein, während Sie das Gewicht von einem Fuß auf den anderen verlagern, und atmen Sie aus, wenn das Gewicht zurückwandert? Oder dauert das Einatmen über eine Hin-und-her-Bewegung hinweg an und das Ausatmen über die gleiche Spanne? Beobachten Sie Ihren Körper einfach, es gibt kein Richtig und kein Falsch.

Machen Sie diese Übung, wenn Sie ungeduldig oder gestresst sind. Der sanfte Rhythmus der Bewegung wird Sie bald beruhigen. Es ist eine Art Entschleunigung. Während Sie sich entschleunigen, ordnen sich Ihre Gedanken automatisch und Sie bekommen einen klaren Kopf. Jetzt können Sie viel leichter wichtige Dinge von unwichtigen unterscheiden und gelassen bessere Entscheidungen treffen – alles durch eine achtsame Bewegung.

Wo wohnt der Atem?

Drei Atemräume

Wenn Sie die hier vorgestellten Atemübungen gemacht haben, konnten Sie sicher beobachten, wo der Atem in Ihrem Körper hingeflossen ist. Bei den meisten Menschen verharrt er im oberen Brustraum und gelangt nicht weiter nach unten. Bei anderen erreicht er den unteren Rippenbogen und geht bis in den Bauchraum hinunter.

Damit Sie Ihren Freund, den Atem, noch besser kennenlernen, erkunden Sie als Nächstes doch einmal drei verschiedene Atemräume.

Der Anfang ist immer der gleiche: Setzen Sie sich gerade auf das vordere Drittel eines Stuhls, die Füße fest auf dem Boden, die Kleidung gelockert (Handy und Telefon haben Sie sicher bereits abgestellt). Schließen Sie nun die Augen und lassen Sie sie in Ihrer Vorstellung entspannt nach hinten in den Kopf sinken. Entspannen Sie die Stirn und lockern Sie die Kiefermuskeln.

Oberer Atemraum

Legen Sie die Hände so unter die Schlüsselbeine, sodass die Fingerkuppen dicht am Brustbein liegen, und atmen Sie möglichst unangestrengt. Tun Sie nichts weiter. Spüren Sie «nur» die Bewegung unter Ihren Händen. Spüren Sie, wie der Atem zu Ihren Händen strömt und wieder zurück. Bemerken Sie die sanfte Schwingung? Nehmen Sie den Raum zwischen Ihren Händen und der Innenseite der Schulterblätter wahr? Spüren Sie, wie er sich bei jedem Atemzug weitet? Wie das Herz mehr Raum bekommt und sich freier fühlt?

Wiederholen Sie dies für ein paar Minuten, bis Sie den oberen Atemraum deutlich spüren.

Mittlerer Atemraum

Legen Sie nun die Hände seitlich an den unteren Brustkorb, die Fingerkuppen zeigen zur Körpermitte. Atmen Sie wieder möglichst unangestrengt. Der Brustkorb weitet sich beim Einatmen, die Rippen bewegen sich nach außen. Beim Ausatmen schwingen die Rippen zurück, und der Brustkorb wird enger. Spüren Sie das Ausdehnen und Zusammenziehen? Direkt unter dem unteren Rippenring hat das Zwerchfell seinen muskulären Ursprung. Wenn wir einatmen, zieht es sich zusammen und schiebt dabei die Bauchorgane nach unten und zur Seite. Im Bereich des Magens haben wir oft das Gefühl, nicht durchatmen zu können. Existiert bei Ihnen eine Blockade? Und wenn ja: Lässt sie sich lockern?

Üben Sie als Nächstes beim Einatmen mit beiden Händen etwas Druck auf die Rippen aus. Damit setzen Sie dem Weiten des Brustkorbs etwas Widerstand entgegen und verstärken beim Ausatmen das Zusammenziehen. Als Nächstes nehmen Sie die Hände weg und lassen die Einatmung einfach geschehen. Was passiert nun? Was hat sich verändert? Spüren Sie noch zwei bis drei weitere Atemzüge in diesen Raum hinein.

Unterer Atemraum

Legen Sie jetzt beide Hände unter den Nabel, die Fingerkuppen zeigen dabei zueinander. Sie atmen wieder möglichst unangestrengt. Spüren Sie, wie sich der Bauch beim Einatmen unter Ihren Händen ausdehnt und beim Ausatmen zurückweicht. Spüren Sie in den Raum vom Nabel bis zum

Beckenboden. Können Sie den Raum zwischen Schambein und Kreuzbein wahrnehmen? Atmen Sie noch ein paarmal ein und aus, bis Sie den unteren Atemraum deutlich spüren.

In den fernöstlichen Kampfkünsten ist dieser Bereich, der «Hara» oder «unteres Dantien» heißt, von überragender Bedeutung. Hier sammelt der Kämpfer seine Energie. Es ist der Ort der Kraft.

Dies zeigt die Wichtigkeit des unteren Atemraums.

Sollten Sie es nicht schon getan haben, dann öffnen Sie jetzt wieder die Augen und kehren langsam in Ihre Umgebung zurück.

Wie fühlen Sie sich? Sind Ihnen die drei Atemräume noch gegenwärtig? Spüren Sie eine größere Weite in Ihrem Körper als vor der Übung? Wahrscheinlich fühlen Sie eine angenehme Leichtigkeit und Durchlässigkeit.

Ein Experiment mit den Atemräumen

Ich würde Ihnen gerne erfahrbar machen, welche überraschenden Verbindungen es in Ihrem Körper gibt.

Legen Sie sich auf eine weiche Decke auf den Boden (Sie wissen schon: Gürtel lockern, oberen Hosenknopf öffnen, Schuhe ausziehen) und geben Sie Gewicht an den Boden ab. Legen Sie Ihre Hände so unter die Schlüsselbeine, dass die Fingerspitzen zum Brustbein zeigen. Beobachten Sie einige Züge lang Ihren Atem. Je weniger Sie sich in den natürlichen Rhythmus einmischen, umso besser. Nun heben Sie beim Einatmen beide Zeigefinger ein wenig an und lassen sie beim Ausatmen wieder auf die Brust sinken. Spüren Sie hin: Welcher der drei Atemräume wird dabei lebendig? Wiederholen Sie das Procedere, um sicherzugehen. Mit dem Einatem beide Zeigefinger anheben und sie mit dem Ausatem wieder auf die Brust sinken lassen.

Na, haben Sie es gespürt? Mit der Bewegung der Finger müsste bei Ihnen der obere Atemraum lebendig geworden sein. Lassen Sie sich nicht entmutigen, wenn Sie es beim ersten Mal noch nicht deutlich gespürt haben. Versuchen Sie es einfach weiter. Es wird schon klappen.

Auf ein Neues. Heben Sie beim Einatmen die beiden kleinen Finger ein wenig an und lassen Sie sie beim Ausatmen wieder auf die Brust sinken. Spüren Sie auch jetzt genau hin: Welcher der Atemräume wird diesmal lebendig? Wiederholen Sie das Ganze und spüren Sie noch genauer hin. Bei der Bewegung der kleinen Finger müsste sich der untere Atemraum gefüllt haben. In der Regel lässt er sich deutlicher spüren als der obere.

Nun zum letzten Teil des Experiments: Heben Sie beim Einatmen beide Mittel- und Ringfinger ein wenig an, lassen Sie sie beim Ausatmen wieder auf die Brust sinken und spüren Sie hin. Welcher Atemraum wurde diesmal lebendig? Für die Antwort gibt es übrigens keine Preise. Genau, der mittlere Atemraum müsste sich mit Luft gefüllt haben.

Ist es nicht faszinierend zu entdecken, welchen Einfluss eine so kleine Fingerbewegung auf unseren Atem hat?

Noch einmal: Seien Sie nicht entmutigt, wenn Sie es nicht sofort gespürt haben. Die meisten Menschen brauchen eine gewisse Zeit, bis sie ihre Körperempfindungen einordnen können. Also beobachten Sie immer wieder, wenn Sie Zeit und Gelegenheit haben (also mindestens fünfmal am Tag), für ein paar Atemzüge Ihren Atem und achten Sie auf Ihre Empfindungen. Mit der Zeit werden Sie ein immer genaueres Körpergefühl bekommen und immer mehr in Ihrem Körper zu Hause sein. Darüber werden Sie im dritten Kapitel noch mehr erfahren.

Sollten Sie bei dieser Übung die drei Atemräume nicht gespürt haben, dann trösten Sie sich: Die meisten Experimente laufen sowieso schief, also kein Grund zur Panik.

Alle drei Atemräume auf einmal fühlen – die Vollatmung

Nachdem Sie nun die drei Atemräume einzeln erkundet haben und wissen, wie sie sich anfühlen, können Sie jetzt alle drei in einem Atemzug verbinden. Das lässt sich sowohl im Sitzen als auch im Liegen ausprobieren. Im Liegen sind Sie entspannter, im Sitzen können Sie diese Atmung überall machen. Am wirkungsvollsten ist sie draußen in der freien Natur, wo die Luft noch einigermaßen rein ist, aber es geht natürlich auch auf einer Parkbank, im Garten oder vor einem offenen Fenster (das möglichst nicht auf eine Hauptverkehrsstraße hinausgehen sollte).

Am besten atmen Sie zuerst ein paar Mal ganz normal und lassen bei jedem Ausatmen alle Spannung aus dem Körper abfließen. Wenn Sie sich richtig entspannt fühlen, atmen Sie langsam und fließend von unten nach oben ein und verbinden alle drei Atemräume miteinander, den Bauch, den Brustraum und die Lungenspitzen. Machen Sie das ohne Anstrengung. Wenn Ihre Lungen mit Luft gefüllt sind, atmen Sie langsam und fließend aus. Beginnen Sie mit dem Bauch, danach kommt der Brustraum und schließlich die Lungenspitzen. Wenn Sie den letzten Rest Luft ausgeatmet haben, fangen Sie wieder mit dem Bauch an und lassen den Einatem langsam und sanft noch einmal alle drei Atemräume von unten nach oben füllen. Einatmen und Ausatmen beginnen und enden immer im Bauch. Machen Sie die Übung mindestens siebenmal.

Diese Vollatmung versorgt Sie mit einem Höchstmaß an Atemenergie. Sie fördert Wachheit und Konzentration. Wenn Sie zum Beispiel längere Zeit vor dem Computer sitzen und Ihre Konzentration nachlässt, dann treten Sie ans offene Fenster und machen ein paar Minuten Vollatmung. Sie werden sich danach wieder frisch und dynamisch fühlen (und können auf den Kaffee verzichten, der nur Ihre Nerven flattern lässt).

Ein weiterer Pluspunkt der Vollatmung ist, dass das Zwerchfell, indem es sich tief nach unten ausdehnt, die inneren Organe massiert, sie anregt und die Verdauung fördert. Das sollte Sie motivieren, mehrmals am Tag die Vollatmung zu praktizieren. Es dauert nur ein paar Minuten, versorgt Sie mit frischer Energie und fördert Ihre Gesundheit.

Wenn Sie die Vollatmung nur ein paar Tage regelmäßig ausführen, werden Sie bald merken, wie sehr es sich lohnt.

Wippen Sie doch mal!

Wippen ist eine wunderbare Übung, wenn Sie etwas loslassen wollen – ein unangenehmes Gefühl, kreisende Gedanken, Nervosität oder was Sie sonst gerade bedrängt.

Stellen Sie sich hin und spüren Sie den Boden unter Ihren Füßen. Atmen Sie dreimal ein und aus und beobachten Sie, wie der Atemfluss sich in Ihnen ausbreitet. Dann beginnen Sie federnd zu wippen. Dieses Wippen lassen Sie durch alle Ihre Gelenke hindurchgehen. Richten Sie Ihre Aufmerksamkeit erst auf die Sprunggelenke, ehe Sie weiter zu den Knie- und danach zu den Hüftgelenken wandern. Spüren Sie Ihr Becken und lassen Sie Ihre Pomuskeln los. Richten Sie nun Ihre Aufmerksamkeit auf die verschiedenen Regionen der Wirbelsäule, danach auf Ihre Schultern, den Nacken und die Kiefergelenke. Geben Sie die jeweiligen Gelenke frei und lassen Sie das Wippen hindurchschwingen. Die Füße verlassen nie ganz den Boden, sondern bleiben immer mit ihm verbunden. Allerdings kann das Gewicht ruhig erst auf dem einen Fuß liegen, wobei sich die Ferse des anderen leicht hebt, um dann auf den anderen Fuß und zurück zu wechseln. Verteilen Sie das Gewicht nun wieder auf beide Füße und entspannen Sie auch die Arme, damit sie mitwippen können. Vielleicht lassen Sie auch den einen oder anderen Ausatem hörbar durch den Mund strömen.

Viele Menschen halten sich in ihren Gelenken fest, was nicht selten zu Schmerzen führt. Diese Übung befreit nicht nur die Gelenke, sondern auch den Kopf von quälenden Gedanken. Wundern Sie sich daher nicht, wenn Sie danach fröhlich vor sich hin pfeifen.

Schwingen der Arme um den Körper

Stellen Sie sich gerade hin und achten Sie darauf, dass Sie genug Raum um sich herum haben. Die Füße haben guten Kontakt zum Boden. Lassen Sie nun aus dem Schultergürtel die Arme um den Körper schwingen, erst nach links, dann nach rechts und wieder nach links. Die Schultern lockern sich, lassen die Arme immer mehr los, und auch die Kniekehlen lockern sich. Alle Spannung fließt aus dem Nacken ab, während Sie den Kopf in die Bewegung mitnehmen. Die Kiefergelenke sind entspannt. Was macht der Atem?

Spielen Sie mit den Armen, lassen Sie sie mal höher schwingen und mal niedriger, mal weiter nach außen und mal dichter am Körper. Nach einer Weile nehmen Sie den Impuls zurück und lassen die Arme von selbst ausschwingen. Warten Sie, bis sie von ganz allein zur Ruhe gekommen sind. Wo ist die Schwingung zuletzt im Körper spürbar?

Und wo, wenn die äußere Bewegung zur Ruhe gekommen ist?

Beginnen Sie noch einmal von vorne und achten Sie erneut darauf, alle Verspannungen – sofern es noch welche geben sollte – völlig loszulassen. Lassen Sie nach einiger Zeit die Bewegung wieder wie von allein ausschwingen. Spüren Sie nach, wie sich Ihre Arme, die Schultern und der Oberkörper anfühlen, nachdem die Bewegung zur Ruhe gekommen ist. Ist das Gefühl der Schwingung noch präsent?

Diese Übung beruhigt und zentriert Sie und lässt alle Verspannungen abfließen.

Schwingung durchlassen

Eine schöne Übung, die den Atem mit Bewegung verbindet, besteht darin, die Knie schwingen zu lassen.

Setzen Sie sich wie gewohnt auf einen Stuhl, die Füße fest auf dem Boden und die Knie schulterbreit auseinander. Lassen Sie den Atem ein paarmal kommen und gehen, wie er mag.

Dann lassen Sie die Knie schnell aufeinander zu- und sofort wieder auseinanderschwingen. Machen Sie das für ungefähr zwei Minuten. Lassen Sie die Bewegung einfach geschehen, ohne Anstrengung. Was geschieht mit Ihrem Atem?

Führen Sie nun dieselbe Bewegung ganz langsam aus: Die Knie nähern sich, berühren sich vielleicht sogar und bewegen sich dann wie in Zeitlupe voneinander weg. Dabei schaffen sie eine Öffnung, etwa der Leisten und sogar der Füße. Beobachten Sie, wie der Einatem die Öffnung begleitet. Anschließend bewegen sich die Knie langsam wieder auf einander zu. Dabei geschieht der Ausatem wie von selbst. Spüren Sie nach: Was passiert an der Rückseite des Beckens?

Wiederholen Sie die langsame Bewegung der Knie ein paarmal, um genauer zu spüren, was sich dabei in Ihrem Körper verändert. Fühlen Sie, wie sich das Gewicht bei der Öffnung von der Fußsohle allmählich auf die Außenkanten und bei der gegenläufigen Bewegung von den Außenkanten über die Fußmitte zu den Innenkanten verlagert. Der Atem fließt dabei harmonisch mit.

Mit dieser Übung können Sie sich schnell entschleunigen und wieder im Hier und Jetzt ankommen. Sie stärkt das Konzentrationsvermögen (sofern Sie sie mehrfach praktizieren) und erfrischt den ermüdeten Geist. Da Sie sich bei dieser Übung (ebenso wie bei vielen anderen) auf Ihren Körper konzentrieren, gewinnen Sie zugleich ein deutlicheres Körpergefühl und lernen immer besser, seine Signale zu erkennen.

Zwischenstopp

Wie ist es Ihnen mit den ersten Annäherungen an Ihren Atem ergangen? Konnten Sie spüren, wie Ihr Atem durch die Nasenlöcher einströmt und durch die Luftröhre in die Lungen gelangt? Konnten Sie spüren, wie sich der Bauch beim Einatmen ausdehnt und beim Ausatmen zurückschwingt? Haben Sie vielleicht sogar die Bewegung Ihres Zwerchfells gespürt? All das sind wesentliche Erfahrungen beim Kennenlernen Ihres Atems.

Sind Sie beim Beobachten Ihres Atems geblieben, oder haben auftretende Gedanken Sie abgelenkt? Haben Sie Geduld mit sich und kehren Sie immer wieder, ohne sich Vorwürfe zu machen, zum Atem zurück. Im Laufe der Zeit wird das einfacher, und Sie werden sich immer häufiger im gegenwärtigen Moment befinden. Das ist auch das Ziel des mehr und mehr an Popularität gewinnenden Mindfulness- oder Achtsamkeitstrainings, das als Gegenmittel zu Stress, Nervosität, Burnout und Überforderung propagiert und inzwischen sogar in Managerkursen gelehrt wird.

Der große buddhistische Lehrer Thich Nhat Hanh sagt dazu: «Es gibt Menschen, die behaupten, Achtsamkeit beruhe auf einer einzigen Sache – einzuatmen und auszuatmen. Sie haben recht. Achtsames Atmen lässt uns in uns selbst und in der Welt präsent sein, und wir können so jeden Augenblick unseres alltäglichen Lebens tief und eindringlich erfahren. Achtsames Atmen hilft uns, ruhig und glücklich zu sein und einen klaren Geist zu haben.»

Die Grundlage von Mindfulness ist also das Achten auf den Atem, was nicht nur die innere Ruhe fördert, sondern auch die Konzentration, die Gelassenheit in schwierigen Situationen, den Schutz vor Burnout, eine geringere Anfälligkeit für Krankheiten und Glücklichsein. Das alles ist sogar wissenschaftlich bewiesen. Sie können also die positiven Effekte des Achtsamkeitstrainings selbst erfahren, wenn Sie ein wenig Durchhaltevermögen aufbringen.

Versuchen Sie, die bisher vorgestellten Atemübungen in Ihren Alltag zu integrieren. Und wie bereits erwähnt: Verlangen Sie am Anfang nicht zu viel von sich selbst. Das wird Sie nur frustrieren und Sie dazu bringen, mit den Atemübungen aufzuhören. Es wäre doch schade, wenn Sie nicht in den Genuss der vielen positiven Wirkungen kämen, die achtsames Atmen mit sich bringt. Sie sind, wie erwähnt, wissenschaftlich bewiesen und keine Einbildung. Lassen Sie sich also nicht entmutigen und experimentieren Sie weiter.

Das Zwerchfell

Wenn wir ans Atmen denken, denken wir sofort an die Lunge. Doch ohne das Zwerchfell würde uns buchstäblich die Luft ausgehen. Das Zwerchfell ist unser Atemherz. Wie das Herz den Kreislauf in Schwung hält, indem es regelmäßig schlägt, so sorgt das Zwerchfell für den Rhythmus unseres Atems, indem es sich zusammenzieht und wieder entspannt.

Das Zwerchfell ist ein Muskel, der den Brustraum vom Bauchraum trennt. Es beginnt an den unteren Rippen und ragt mit zwei Kuppeln in den Brustraum hinein. Beim Einatmen zieht es sich zusammen und dehnt sich nach unten. Da Zwerchfell und Lunge über Brust- und Lungenfell miteinander verbunden sind, dehnt sich die Lunge ebenfalls nach unten aus, wodurch kurzzeitig ein Unterdruck im Brustraum und der Lunge entsteht. Dadurch kann Luft einströmen. Gleichzeitig werden die Bauchorgane nach vorn und zur Seite gedrängt, der Atemraum weitet sich und der Bauch wölbt sich, nach außen. Beim Ausatmen schwingt das Zwerchfell in seine Ausgangslage zurück, die Lunge zieht sich zusammen und die Luft entweicht über Nase und Mund.

Das Zwerchfell sorgt jedoch nicht nur dafür, dass die Lunge sich mit Luft füllen und wieder leeren kann. Beim Einatmen erhöht das abflachende Zwerchfell außerdem den Druck auf den Magen und setzt so einen Dehnungsreiz an der Magenbasis in Gang. Diese Muskelbewegung des Magens ist für das Mischen des Mageninhalts, also unserer Nahrung, sehr wichtig, denn dadurch wird die Absonderung von Verdauungssäften angeregt und die Nahrung besser aufgeschlossen. Die rhythmischen Bewegungen des Zwerchfells übertragen sich außerdem auf Dünn- und Dickdarm und fördern so die Verdauung.

Doch der rhythmische Druck des Zwerchfells wirkt sich auch auf Leber und Milz aus, da er den venösen Blutrückstrom aus diesen Organen zum Herzen verbessert. Für die Gallenblase hat dieser Druck ebenfalls eine wichtige Funktion, denn er sorgt dafür, dass die Gallenflüssigkeit in den Zwölffingerdarm entleert wird und so die Verdauung des Fetts in Gang bringt.

Als wäre das nicht genug, unterstützt das Zwerchfell außerdem das Herz. Die Herzspitze ist nämlich über Faszien mit ihm verbunden und wird beim Einatmen nach unten gezogen. Je tiefer der Atem geht, desto mehr Blut wird über das Pfortader-system in die rechte Herzkammer gepumpt. Das Herz wird dadurch entlastet und muss sich weniger anstrengen.

Sie sehen, das Zwerchfell ist nicht nur immens wichtig für unsere Atmung, sondern hat auch einen entscheidenden Ein-fluss auf unsere Gesundheit. Deswegen sollten Sie es unbe-dingt näher kennenlernen. Durch die folgenden Übungen kön-nen Sie mit Ihrem Zwerchfell in Kontakt kommen und es ein bisschen besser spüren.

Schnuppern und Hecheln

Setzen Sie sich auf das vordere Drittel eines Stuhls mit möglichst ebener Sitzfläche, den Rücken gerade, die Füße fest auf dem Boden. Umfassen Sie mit den Fingerkuppen den unteren vorderen Rippenrand so, dass sie sich beim Ausatmen ein wenig unter den Rippenrand schieben und mit dem Einatmen wieder herausgedrückt werden.

Schnuppern Sie als Nächstes mehrmals beim Einatmen, als wollten Sie einen guten Duft einatmen. Dann atmen Sie ganz langsam und tief aus. Sie können die Bewegung des Zwerchfells nun deutlich unter den Fingerkuppen spüren.

Eine andere Art, um das Zwerchfell zu spüren, ist das Hecheln. Sie sitzen dabei wie vorher auf dem Stuhl, die Fin-gerkuppen am unteren vorderen Rippenrand, und hecheln mit geschlossenem Mund. Sie können dabei die schnelle Bewegung des Zwerchfells nun deutlich unter Ihren Fin-gerkuppen fühlen.

Kerze ausblasen

Setzen Sie sich erneut auf Ihren Stuhl, den Rücken gerade, die Füße fest auf dem Boden. Stellen Sie sich nun vor, Sie müssten eine Kerze ausblasen, die in einiger Entfernung vor Ihnen steht. Strengen Sie sich an! Spüren Sie, wie Ihr Bauch am Ende der Ausatmung nach innen und Ihr Zwerchfell nach oben gezogen werden.

Alle Zwerchfellübungen machen munter. Wenn Sie also beim Autofahren müde werden, dann schnuppern oder hecheln Sie für kurze Zeit. Sie brauchen dabei die Hände nicht vom Steuer zu nehmen. Die Ausrede, Sie hätten beim Autofahren keine Zeit für eine Zwerchfellübung, gilt nicht.

Experimentieren mit Explosivlauten (P–T–K)

Wenn Sie Ihr Zwerchfell noch genauer kennenlernen wollen, dann sollten Sie mit den Konsonanten p, t und k experimentieren. Sie heißen übrigens Explosivlaute, weil der Luftstrom dabei erst gestoppt und dann explosionsartig freigegeben wird.

Schauen Sie zuerst, was Mund, Zunge und Lippen tun, um den jeweiligen Laut zu produzieren.

Fangen Sie mit dem P an, aber sprechen Sie nur den Konsonanten und sagen Sie nicht: «Pe.» Es fühlt sich an, als wollten Sie einen Kirschkern weit von sich spucken. Beginnen Sie leise: «P-p-p-p.» Spüren Sie nach, welcher Teil des Zwerchfells gerade aktiv ist, und legen Sie beide Hände darauf. Fühlen Sie, was unter Ihren Händen geschieht.

Wechseln Sie dann zum T. Während beim P die Lippen involviert waren, drückt beim T die Zunge kurz gegen den Gaumen, um den Luftstrom erst zu blockieren und dann durchzulassen. Das ist eine völlig andere Mundstellung als beim P. Bilden Sie diesen Laut mehrmals kurz hintereinander: «T-t-t-t-t.» Spüren Sie nach, welcher Teil des Zwerchfells diesmal aktiv ist.

Zum Schluss folgt das K. Hierbei wird der hintere Teil der Zunge gegen den hinteren Gaumen gedrückt und dann losgelassen. Wiederholen Sie auch das K mehrere Male kurz hintereinander: «K-k-k-k», und versuchen Sie auch hier zu spüren, welcher Teil des Zwerchfells bei diesem Laut aktiv ist.

Das P setzt eher vorne mittig am Zwerchfell an, das T aktiviert vor allem die Flanken, und das K setzt das ganze Zwerchfell in Bewegung.

Am besten spielen Sie ein bisschen mit diesen drei Konsonanten. Dadurch lockern Sie Ihr womöglich verspanntes Zwerchfell und machen es flexibler. Außerdem beruhigt diese Übung, zentriert Sie in Ihrem Körper und sorgt so für geistige Klarheit. Das ist doch eine ganze Menge für ein bisschen Üben.

Ein Kurzurlaub im Alltag

Wenn Sie zwischendurch eine halbe Stunde Zeit haben und ungestört sind, dann gönnen Sie sich doch einmal einen Kurzurlaub im Alltag. Sie werden sich anschließend sehr erholt fühlen und voller Energie und Tatkraft sein.

Sorgen Sie während der Übung für eine ungestörte Umgebung und stellen Sie Telefon und Handy aus. Tragen Sie keine einengende Kleidung und öffnen Sie Gürtel und / oder oberen Hosenknopf. Ziehen Sie die Schuhe aus, damit Sie besser mit dem Boden in Kontakt kommen.

Setzen Sie sich nun auf das vordere Drittel eines Stuhls mit ebener Sitzfläche ohne Lehnen. Das macht es Ihnen leichter, aufrecht und entspannt zu sitzen. Stellen Sie die Füße fest auf den Boden und legen Sie die Hände locker auf die Oberschenkel. Schließen Sie die Augen, lassen Sie sie gefühlt nach hinten in den Kopf sinken und jedwede Anspannung in ihnen dahinschmelzen. Auch die Ohren richten sich nach innen, damit Sie nicht von Geräuschen abgelenkt werden. Lassen Sie die Kiefergelenke, die häufig verspannt sind, sanft los. Die Stirn entspannt sich ebenfalls.

Atmen Sie dreimal ruhig ein und aus. Dann schieben Sie die rechte Hand unter die rechte Pobacke. Spüren Sie den Knochen? Das ist der Sitzbeinhöcker. Bewegen Sie sich zehn Atemzüge lang über diesen Sitzbeinhöcker. Dann ziehen Sie die Hand sanft unter der Pobacke hervor und spüren nach. Wie sitzen Sie jetzt? Fühlt sich die rechte Körperseite anders an als die linke? Hat sich sonst noch etwas verändert?

Schieben Sie als Nächstes die linke Hand unter die linke Pobacke und erspüren Sie den Sitzbeinhöcker. Bewegen Sie sich nun zehn Atemzüge lang über den linken Sitzbeinhöcker. Dann ziehen Sie Ihre Hand sanft unter der Pobacke hervor und spüren nach. Wie sitzen Sie jetzt? Fühlen sich rechte und linke Körperhälfte nun gleich an? Haben sich andere Körperstellen entspannt? Wie hat sich Ihr Sitz verändert?

Richten Sie Ihre Aufmerksamkeit anschließend auf Ihre Füße. Welchen Kontakt haben Ihre Fußsohlen zum Boden? Ist er rechts und links gleich, oder ist er unterschiedlich in den beiden Füßen? Gibt es Flächen, die mehr Kontakt zum Boden haben als andere?

Nehmen Sie einen anderen Blickwinkel ein und stellen Sie sich vor, dass auch der Boden Ihre Fußsohlen berührt. Was verändert sich dadurch? Stellen Sie sich vor, dass von Ihren Fußsohlen Wurzeln in den Boden gehen. Malen Sie sich aus, wie diese Wurzeln immer tiefer und tiefer in die Erde wachsen, vielleicht sogar bis zum Mittelpunkt der Erde.

Atmen Sie durch die Wurzeln tief in die Erde hinein und spüren Sie, wie beim Ausatmen Energie von der Erde in Ihnen aufsteigt und Ihren ganzen Körper erfüllt. Mit jedem Ein- und Ausatem fließt die Energie stärker und versorgt alle Ihre Körperzellen mit neuer Kraft. Machen Sie das ein paar Atemzüge lang.

Richten Sie jetzt Ihre Aufmerksamkeit auf Ihre Wirbelsäule und versuchen Sie, sie loszulassen. Stellen Sie sich vor, wie ein leichter Wind die Wirbelsäule hin und her bewegt. Nehmen Sie wahr, wie jede noch so kleine Bewegung die Auflageflächen Ihrer Fußsohlen verändert und wie wichtig die Wurzeln sind, die Sie halten. Der Wind kann mal von links und mal von rechts, mal von vorne und mal von hinten kommen. Er kann kaum spürbar oder auch mal stark sein. Versuchen Sie, sich ganz dieser sanften Bewegung hinzugeben. Vielleicht trägt der Wind Ihre Arme nach oben bis über Ihren Kopf. Lassen Sie es zu. Stellen Sie sich vor, Sie sind wie ein Baum, dessen Äste in den Himmel und dessen Wurzeln tief in die Erde wachsen. Wie er nehmen Sie das Licht des Himmels und die Kraft der Erde in sich auf. Genießen Sie dieses Gefühl. Atmen Sie noch ein paarmal tief ein und aus.

Kommen Sie langsam wieder in den Raum zurück und öffnen Sie, wenn Sie so weit sind, langsam die Augen.

Wie geht es Ihnen? Fühlen Sie sich von Lasten befreit, gestärkt und voller Energie? Bereit, die nächste Herausforderung anzugehen?

Machen Sie diese Übung jedes Mal, wenn Sie sich erschöpft und überfordert fühlen. Sie ist eine Kraftquelle, die Ihnen immer zur Verfügung steht. Sie brauchen nur eine halbe Stunde Zeit und eine Umgebung, in der Sie nicht gestört werden. Mit jeder Wiederholung verstärkt sich die Wirkung dieser Übung. Probieren Sie es aus!

Mini-Urlaub für zwischendurch

Es gibt im Alltag immer wieder Situationen, in denen man eine Erholungspause gebrauchen könnte, aber nicht die Zeit hat, sich für eine halbe Stunde zurückzuziehen. Für den Mini-Urlaub reichen zehn Minuten.

Setzen Sie sich auf das vordere Drittel eines Stuhls, den Rücken gerade, die Füße fest auf dem Boden (diesmal können Sie die Schuhe anlassen). Lockern Sie den Gürtel und / oder den oberen Hosenknopf, damit Sie ohne Einschränkung atmen können. Schließen Sie die Augen. Atmen Sie erst einmal tief aus. Sie werden merken, dass dabei im Innern ein regelrechter Sog für den Einatem entsteht. Er kommt dann ganz von allein.

Stellen Sie sich beim dritten tiefen Ausatmen vor, dass alles, was Sie nicht mehr brauchen, von Ihrem Ausatem durch die Füße an die Erde abgegeben wird: Ihr Ärger über den intriganten Kollegen, Ihre Nervosität wegen des neuen Projekts, Ihre Sorge wegen Ihres kranken Kindes, Ihr Stress wegen des viel zu engen Termins. Mutter Erde weiß, wie man Dinge verwandelt. Sie können darauf vertrauen, dass sie auch Ihren «Abfall» zu etwas Neuem, Wertvollem verarbeiten kann. Sie macht das schon seit vielen Millionen Jahren. Also geben Sie ihr mit jedem Ausatem alles, was Sie belastet und bedrängt.

Mit dem Einatmen holen Sie sich von ihr das, was Sie gerade brauchen: neue Energie, innere Ruhe, Harmonie, Begeisterung. Vertrauen Sie darauf, dass Mutter Erde weiß, was Ihnen guttut. Sie wird es Ihnen zur Verfügung stellen, wie eine Mutter ihre Kinder liebevoll umsorgt. Spüren Sie, wie mit jedem Ausatem alles Schwere in die Erde fließt und mit jedem Einatem frische Energie, Freude, Gelassenheit und neuer Lebensmut Sie durchströmen. Genießen Sie für einige Augenblicke dieses pulsierende Lebensgefühl, bevor Sie die Augen öffnen und sich mit neuem Schwung an die Arbeit machen (vergessen Sie nicht, Gürtel und / oder Hosenknopf zu schließen, bevor Sie losstürmen).

Tun Sie Ihrem Partner etwas Gutes

Bei dieser Übung können Sie für den Atem eines anderen Menschen sensibel werden und ihm gleichzeitig helfen, den eigenen Atem besser zu spüren.

Im Sitzen

Am besten setzt sich die zu behandelnde Person auf einen Hocker, damit Sie ungehindert Zugang zu ihrem Rücken haben. Ihre Füße sollten fest auf dem Boden stehen. Legen Sie nun Ihre Hände auf verschiedene Stellen des Rückens des anderen und spüren Sie seine Atemschwingung. Fangen Sie an den Schulterblättern an und richten Sie Ihre Aufmerksamkeit auf das, was Sie fühlen. Lassen Sie nun die Hände zu den unteren Rippenbögen wandern und spüren Sie auch hier für eine Weile. Dann legen Sie die Hände auf den Rand der Beckenschaufeln und verweilen hier für einige Zeit. Fühlen Sie, was unter Ihren Händen geschieht. Wandern Sie jetzt mit den Händen, immer eine über die andere, die Wirbelsäule empor, Abschnitt für Abschnitt.

Wo können Sie die Atemschwingung deutlich spüren und wo nicht? Vielleicht werden Ihre Hände auch zu bestimmten Stellen gerufen. Folgen Sie Ihrer Eingebung. Sie können nichts falsch machen.

Nehmen Sie Ihre Hände nun weg und lassen Sie den Partner einige Zeit nachspüren.

Im Stehen

Sie stehen hinter der zu behandelnden Person, die den Kopf entspannt hängen lässt. Klopfen Sie mit den Fingerkuppen und Handballen beider Hände den Rücken des anderen von oben nach unten ab. Danach nehmen Sie sich die Oberarme vor und klopfen sie seitlich entlang. Ebenso fangen Sie auf den Außenseiten der Oberschenkel an und klopfen bis zu den Fußrücken. Von dort klopfen Sie die Innenseiten der Beine bis über die Knie ab, wandern hinten über die Oberschenkel bis zum Po und arbeiten sich hinauf bis zu den Schultern.

Wiederholen Sie das Ganze ein paarmal und dann lassen Sie den anderen eine Weile nachspüren.

Wahrscheinlich ist derjenige begeistert, weil alles an und in ihm so lebendig ist und atmet, dass er Ihnen diese Wohltat zurückgeben möchte. Sagen Sie nicht nein!

Ein neuer Freund in Ihrem Leben

Wenn Sie nur zwei der hier vorgeschlagenen Übungen gemacht haben, dann hat sich Ihr Verhältnis zu Ihrem Atem sicher verändert. Vielleicht hat sich noch keine tiefe Freundschaft entwickelt, aber Sie wissen ja: Wahre Freundschaften brauchen Zeit.

Allerdings haben Sie die Erfahrung gemacht, dass die Beobachtung Ihres Atems Sie entspannt und ruhiger werden lässt. Wahrscheinlich sind Sie sich neuer Partien Ihres Körpers bewusst geworden und entwickeln ein neues Körpergefühl. Sie haben verspannte Muskelpartien entdeckt und konnten sie lösen. Das ist doch schon eine ganze Menge für den Anfang.

Sie wissen jetzt, dass Sie Ihr Lebensgefühl und sogar Ihren Gesundheitszustand allein dadurch beeinflussen können, dass Sie Ihren Atem beobachten und ihn dadurch in seinen natürlichen Fluss bringen.

Die Beobachtung des Atems verändert nicht nur Ihr eingeschränktes Atemmuster. Sie schulen auf diese Weise auch Ihre Konzentrationsfähigkeit. Da Sie beim bewussten Atmen auf Ihre Körperempfindungen achten, ist Ihr sonst mit Sorgen und nutzlosen Überlegungen beschäftigter Geist fokussiert und kann Sie nicht in seinem Gedankenkarussell gefangen halten. Das führt automatisch zu Entspannung.

Außerdem werden Sie sensibler für die Bedürfnisse Ihres Körpers, die Sie womöglich bisher vernachlässigt haben, weil Sie kein Gespür dafür besaßen. Dadurch verändert sich Ihr Verhältnis zu Ihrem Körper, was weitreichende Folgen haben kann, angefangen von einer robusteren Gesundheit über eine größere äußere und innere Lebendigkeit bis hin zu unerschütterlicher innerer Gelassenheit.

Dafür lohnt es sich, dem Atem täglich ein wenig Zeit zu widmen.

Sollten Sie die Übungen bisher nur durchgelesen haben, statt sie auszuprobieren, möchte ich Sie ermuntern, sich hinzusetzen und mit der Ihnen am leichtesten erscheinenden Übung zu beginnen. Beobachten Sie, was geschieht. Nichts ist überzeugender als die eigene Erfahrung.

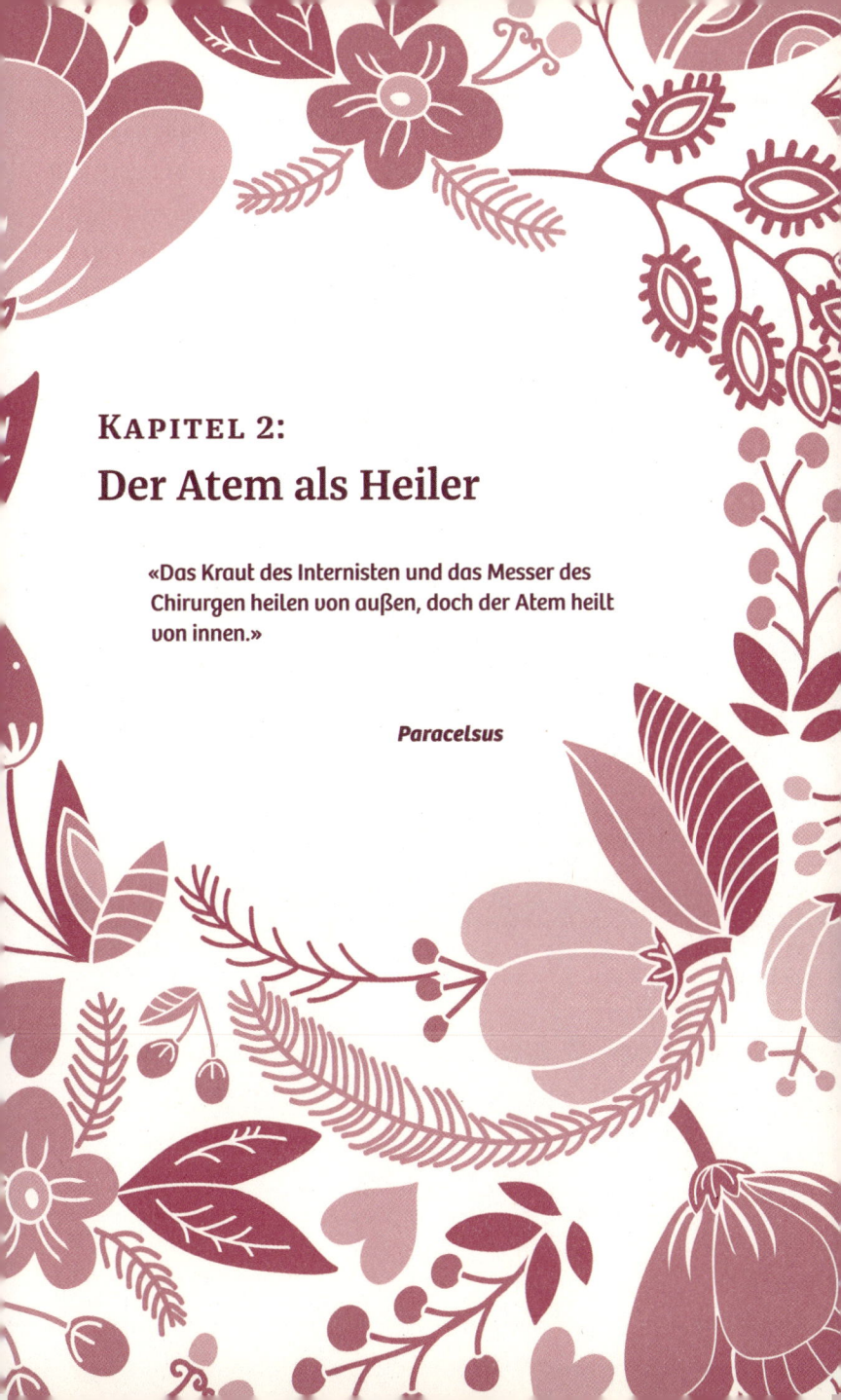

KAPITEL 2:

Der Atem als Heiler

«Das Kraut des Internisten und das Messer des
Chirurgen heilen von außen, doch der Atem heilt
von innen.»

Paracelsus

Ich hoffe sehr, dass Sie nicht nur den bisherigen Text gelesen, sondern auch einige der Übungen ausprobiert haben. Ist Ihnen Ihr Atem dadurch bewusster geworden? Haben Sie erlebt, wie der Atem Ihr Körpergefühl verstärkt, Ihre Anspannung auflöst und Ihre Stimmung verändert?

Wenn ja, wissen Sie nun, dass der Atem eine große Kraft besitzt. Wie Sie in diesem Kapitel erfahren werden, kann er sogar heilen.

Der Atem als Grundnahrungsmittel

Jede Zelle in unserem Körper braucht Sauerstoff, um ihre Arbeit zu tun. Er ist die Hauptenergiequelle. Sauerstoff wird durch die Blutbahnen überallhin transportiert sowie in die Zellen des Gewebes und der Organe eingeschleust, wo er mit bestimmten Enzymen interagiert und den Treibstoff, nämlich Adenosintriophosphat (ATP), für den Körper erzeugt.

Sauerstoff ist also lebenswichtig für die Atmung und das Wachsen von gesunden Zellen. Letztere verbrennen die in unserer Nahrung enthaltenen Nährstoffe, produzieren Hormone und Neurotransmitter und machen noch viel mehr. Lebendig sind wir nur, wenn unser Körper ausreichend mit Sauerstoff versorgt ist.

Auch Ihre Organe arbeiten nur dann richtig, wenn deren Zellen gesund sind, also genügend Sauerstoff zur Verfügung haben. Der Körper geht da kein Risiko ein. Ständig kontrolliert das Atemzentrum im Gehirn den Sauerstoff- und Kohlendioxidgehalt des Blutes. Wenn im Blut zu wenig Sauerstoff und zu viel Kohlendioxid enthalten ist, erhöht das Atemzentrum sofort die Atemfrequenz, damit wir mehr Sauerstoff aufnehmen und mehr Kohlendioxid abgeben. Sie kennen das sicher: Wenn wir uns anstrengen, etwa rennen oder schwere Lasten heben, atmen wir deutlich schneller als normal. Kommen wir wieder zur Ruhe, nimmt der Sauerstoffbedarf ab, und es wird weniger Kohlendioxid produziert. Als Folge sinkt die Atemfrequenz, wir atmen langsamer und entspannen uns.

Stress behindert den natürlichen Atemfluss

Wir leben in einer Welt, die uns ständig unter Stress setzt. Es fängt schon morgens an, wenn wir die Kinder rechtzeitig in die Kita bringen müssen, anschließend zur Arbeit fahren, der Verkehr wieder mal stockt und wir fürchten, zu spät zu kommen. Im Büro erwartet uns eine To-do-Liste, die beim besten Willen nicht abzuarbeiten ist, dazu die vielen E-Mails, die beantwortet werden müssen. Obendrein will der Chef uns sprechen, und zu allem Überfluss läuft etwas schief und löst eine mittlere Katastrophe aus, was jedwede Planung über den Haufen wirft. Nach der Arbeit müssen wir noch schnell einkaufen, doch die Schlange an der Kasse bewegt sich kaum vorwärts, und der Verkehr auf dem Weg nach Hause ist noch schlimmer als morgens. Abgehetzt kommen wir nach Hause, bereiten das Abendessen zu und sehen uns zur Entspannung einen aufregenden Krimi im Fernsehen an. Bevor wir schlafen gehen, rufen wir uns ins Gedächtnis, was wir am nächsten Tag alles erledigen müssen. Liegen wir dann endlich im Bett, sind wir immer noch völlig aufgedreht und haben große Mühe einzuschlafen. Wenn wir dann doch wegdämmern, ist der Schlaf unruhig, und wir wachen am nächsten Morgen müde auf. Damit beginnt der Teufelskreis dann von neuem.

Ein solcher Lebensstil aktiviert den Sympathikus unseres vegetativen Nervensystems, der den Körper ständig in erhöhte Leistungsbereitschaft versetzt, also die Kampf-oder-Flucht-Reaktion auslöst, und die Energiereserven schwinden lässt. Der Körper ist dauerhaft in höchster Alarmbereitschaft, obwohl die erlebten Situationen gar nicht lebensbedrohlich sind, was eine ganze Reihe von negativen Auswirkungen hat.

Wie Sie bereits wissen, spiegelt der Atem unseren körperlichen und emotionalen Zustand. Stehen wir unter Stress, atmen wir schneller und flacher. Der Körper wird dadurch nicht in ausreichendem Maße mit Sauerstoff versorgt, außerdem wird nicht genug Kohlendioxid abgebaut.

Das bringt uns zwar nicht gleich um, weil wir mit einer geringeren Sauerstoffmenge ziemlich lange auskommen, aber auf die Dauer beeinträchtigt eine suboptimale Atmung unsere Gesundheit. Belisa Vranich zitiert in ihrem Buch «Breathe» die Ergebnisse mehrerer wissenschaftlichen Studien: Mangelhafte Atmung kann zu Bluthochdruck, Rückenproblemen, Schlafschwierigkeiten, Panikattacken und Depression führen.

Daran sehen Sie, wie entscheidend es für unsere Gesundheit ist, richtig zu atmen. Es kann uns vor Krankheit schützen und bei bereits eingetretenen Beschwerden den Heilungsprozess positiv beeinflussen.

Um Ihnen die Wirksamkeit der Atemtherapie zu demonstrieren, möchte ich Ihnen drei Fälle aus meiner Praxis schildern. Ich habe drei weit verbreitete Krankheiten ausgewählt, um zu veranschaulichen, wie groß das Anwendungsspektrum der Atemtherapie ist.

Asthma

Asthma zählt zu den häufigsten Volkskrankheiten in Deutschland. Jedes zehnte Kind und jeder zwanzigste Erwachsene sind betroffen.

Das Hauptkennzeichen dieser obstruktiven Lungenerkrankung ist eine Verengung der Atemwege. Allergene wie Hausstaub oder Pollen, Umweltgifte, Nahrungsmittelunverträglichkeiten und andere Faktoren lösen eine Entzündung der Bronchien aus und verdicken die Bronchialschleimhaut. Die Atemwege verengen sich, es bildet sich zäher Schleim. Außerdem werden die Atemwege durch die Entzündung immer weicher und instabiler. Bereits geringe Druckveränderungen im Brustkorb können zum Verschluss der Atemwege führen.

Bei einem akuten Asthmaanfall verengen sich die Bronchien so sehr, dass die Atemmuskulatur nicht mehr in der Lage ist, den Vorgang des Einatmens richtig durchzuführen. Der Körper versucht nun mit der Atemhilfsmuskulatur den Brustkorb hochzuziehen, woraufhin auf eine zu geringe Einatmung eine mangelhafte Ausatmung folgt. Der Brustkorb verflacht, drückt die Lunge zusammen und verengt sie dadurch zusätzlich. So wird das Ausatmen zusätzlich erschwert. In diesem Zusammenhang treten häufig Sprechschwierigkeiten, Unruhe, Angst und Übelkeit auf.

Thomas H. litt schon als junger Mann unter ständigen Erkältungen und Nebenhöhlenentzündungen. Als er 23 Jahre alt war, diagnostizierte sein Arzt Asthma und verschrieb ihm Tabletten sowie ein Cortisonspray für akute Anfälle.

Thomas H. erschien vor fast 17 Jahren in einer meiner Atemgruppen, weil ein Arzt ihm das empfohlen hatte. Zwei Jahre lang kam er regelmäßig zu den Gruppentreffen, außerdem alle zwei Wochen zur Einzelbehandlung in meine Praxis.

In dieser Zeit wurde er mit einer breiten Palette von Möglichkeiten vertraut gemacht, um sich bei einsetzender Atemnot selbst zu helfen. Bald verfügte er über verschiedene Atemtechniken wie die Lippenbremse bei körperlicher Anstrengung, lernte den Ausatem zu verlängern und machte Wahrnehmungsübungen, um sich anbahnende seelische Erregungen frühzeitig zu spüren und mit Atemübungen abzumildern.

Heute fühlt sich Thomas H. körperlich und seelisch gesund. Er ist zufrieden mit seinem Leben und sagt, die Atemübungen hätten ihn sensibler und achtsamer im Umgang mit sich selbst werden lassen. Die chronischen Nebenhöhlenentzündungen treten seit Jahren nicht mehr auf, und die letzte Bronchitis liegt drei Jahre zurück. Verlässt er das Haus, kehrt er inzwischen nicht mehr um, wenn er merkt, dass er sein Atemspray vergessen hat. Denn er weiß: Sollte ein Asthmaanfall eintreten, kann er sich mit Atemübungen helfen. Deswegen leidet er auch nicht mehr unter Panikattacken.

Heute sehe ich Thomas H. nur noch ab und an in einem Atem-Wochenendseminar sowie ein- bis zweimal jährlich in meiner Praxis zur Einzelbehandlung.

Burnout

Die Diagnose «Burnout» wird heutzutage immer häufiger gestellt. Laut einem Bericht der Techniker Krankenkasse aus dem Jahr 2013 fühlt sich jeder dritte Berufstätige in Deutschland erschöpft. Bei einer Erhebung des Robert-Koch-Instituts gaben 4,2 Prozent der Befragten an, dass ein Arzt bei ihnen schon einmal einen Burnout diagnostiziert hatte – Frauen häufiger als Männer.

Vor allem Stress im Beruf führt dazu, dass Menschen regelrecht ausbrennen. Heutzutage erwarten Unternehmen von ihren Mitarbeitern, dass sie entschieden mehr tun als bloß Dienst nach Vorschrift. Freiwillige Überstunden und ständige Erreichbarkeit werden oft vorausgesetzt. Zur erhöhten

Arbeitsbelastung kommt außerdem die Angst vor dem Verlust des Arbeitsplatzes. All das verursacht über kurz oder lang eine körperliche und seelische Erschöpfung.

Ein Burnout zwingt die Betroffenen auf radikale Art, ihr Verhalten sowie ihre Einstellungen und Überzeugungen zu überdenken, weil es so, wie sie bisher gelebt haben, offenbar nicht funktioniert.

Marianne P., 46 Jahre alt, arbeitete als Sozialpädagogin in der Jugendhilfe. Sie fühlte sich ausgebrannt und litt unter anhaltender Müdigkeit, was ihre Leistungsfähigkeit stark einschränkte. Als sie vor ungefähr einem Jahr zu mir kam, war sie seit drei Monaten arbeitsunfähig und krankgeschrieben. Eine Psychotherapeutin hatte sie auf die Atemtherapie aufmerksam gemacht. Sie kam alle zwei Wochen zu mir zur Einzelbehandlung und war gleichzeitig wegen des ärztlich diagnostizierten Burnouts in psychotherapeutischer Behandlung.

Menschen, die einen Burnout erleiden, haben in der Regel den Zugang zu ihrer Mitte verloren, deswegen geht es für sie in der Therapie darum, das Gefühl für sich selbst und den eigenen Körper zurückzugewinnen. Um das zu erreichen, lege ich bei der Atembehandlung meine Hände an verschiedene Körperstellen, so auch bei Marianne P. Es ist eine Art Begegnung: Der Atem fließt zu meinen Händen, und die Klientin soll ihre Aufmerksamkeit auf diese Berührung richten. Dabei findet ein nonverbales Gespräch zwischen meinen Händen als Behandlerin und dem Atem der Klientin statt. Die Hände fragen: «Wo bist du? Bist du hier oder woanders? Kannst du im Kontakt bleiben, oder weichst du aus?»

Zu Beginn der Behandlung schlief Marianne P. schon nach kurzer Zeit ein. Da sie unter schweren Schlafstörungen litt, war ihr das sehr willkommen. Es dauerte eine ganze Weile, bis sie sich auf eine wache, wahrnehmende Begegnung einlassen konnte. Ihre Gedanken wanderten schnell ab, und sie verlor den Kontakt zu den aufliegenden Händen. Mit der Zeit konnte sie sich immer mehr einlassen und mit ihrem Atem und ihrer Aufmerksamkeit bei der Berührung bleiben. Im gleichen Maß begann ein Prozess, in dessen Verlauf sie sich zunehmend lebendig und präsent fühlte.

Nach drei Monaten berichtete sie mir, sie könne wieder fünf bis sechs Stunden am Stück schlafen und ihr sei aufgefallen, dass sie sich manchmal wieder über etwas «richtig freue». Sie leide auch viel weniger an dem Gefühl, überfordert zu sein, und könne sich sogar vorstellen, wieder zu arbeiten. Drei Wochen später kehrte sie an ihren Arbeitsplatz zurück.

Seither kommt sie regelmäßig in meine Atemgruppe und hat dort inzwischen eine Reihe von Atemübungen gelernt. Sobald Stress aufkommt, macht sie eine davon und kann so selbst schwierige Situationen bewältigen, in denen sie sich früher ohnmächtig gefühlt hat. Auch wenn sie sich erschöpft und müde fühlt, macht sie eine entsprechende Atemübung, die ihr neue Kraft verleiht.

Marianne P. achtet inzwischen besser darauf, im Laufe des Tages mehrere Pausen einzulegen, sie treibt regelmäßig Sport und trifft sich wieder mit alten Freunden.

Zur Einzelbehandlung kommt sie nur noch sporadisch vorbei, wenn sie merkt, dass sie zusätzlich Unterstützung braucht.

In der letzten Einzelbehandlung sagte sie zu mir: «Ich fühle mich wieder in meinem Leben zu Hause.»

Panikattacken

«In Deutschland erlebt jeder Fünfte einmal im Leben eine Panikattacke, bei knapp vier Prozent entwickelt sich eine Panikstörung», sagt Professor Andreas Ströhle, der die Arbeitsgruppe Angsterkrankungen an der Charité in Berlin leitet.

In den letzten Jahren hat dieses Leiden rapide zugenommen. Das liegt sicher an dem ständig wachsenden Stress im Berufsalltag, von dem sich viele Menschen überfordert fühlen. Aber auch die Persönlichkeitsstruktur spielt eine große Rolle dabei, wie anfällig ein Mensch für Panikattacken ist. Hat er generell Vertrauen ins Leben und in sich selbst? Wie gut kann er mit Ängsten umgehen, sie einordnen und verarbeiten? Hat er eine hilfreiche Strategie, um mit Stress fertigzuwerden? Oder weigert er sich, seine Probleme anzuschauen, und verdrängt sie, statt sich mit ihnen auseinanderzusetzen?

Anette S. kam wegen Panikattacken zu mir. Sie hatte in einem Zeitungsartikel von der Atemtherapie gelesen und war neugierig geworden, ob das ihr helfen könnte. Sie ist 42 Jahre alt, selbständig im Vertrieb für eine Firma tätig, und ihre Stimme ist in ihrem Beruf ein sehr wichtiges Instrument. Damals litt sie zunehmend unter Panikattacken, vor allem in geschlossenen Räumen. Sie konnte keine öffentlichen Verkehrsmittel mehr benutzen und versuchte, Geschäftsreisen mit dem Flugzeug zu vermeiden. Immer wieder versagte ihr die Stimme, und ein paarmal war sie so heiser, dass sie kaum sprechen konnte – eine Katastrophe in ihrem Beruf.

Sie berichtete mir, dass sich die Panikattacken mit starkem Herzklopfen und einem Engegefühl in der Brust ankündigten. Sie spüre ihren Atem nur noch ganz oben im Brustbereich und manchmal schnüre es ihr buchstäblich die Kehle zu. Zu laufen oder schnell zu gehen helfe ihr zwar meist, aber mitten in einem Kundengespräch sei das schlecht möglich.

Als Anette S. mir vor sechs Monaten zum ersten Mal gegenübersaß, betrachtete ich sie eingehend von oben bis unten. Sie ist mit 1,75 Metern eine große Frau. Mit verschränkten Armen, die Beine eng übereinandergeschlagen, saß sie da. Die Schultern fielen nach vorn, während sie mir erregt ihre Probleme schilderte. Der gesamte Rücken und die Halswirbelsäule wirkten verspannt. Die äußere Haltung sagt viel über die seelische Not eines Menschen aus. Bei Anette S. war förmlich zu sehen und zu spüren, wie ihre Organe zusammengepresst wurden. Eine gesunde Zirkulation sowie der Atemfluss waren stark eingeschränkt.

Mein erstes Ziel in der Behandlung bestand darin, dass sie ein Bewusstsein für ihre verspannte Haltung entwickelte. Ich leitete sie an, mit verschiedenen Mitteln ihre Ausatmung zu verlängern, was eine natürliche Entspannung zur Folge hat.

Zusammen besprachen wir, wie sie in einer angstbesetzten Situation einen Fokuswechsel vornehmen könne, zum Beispiel indem sie sich auf die körperlichen Empfindungen konzentrierte. Um ihr den Prozess zu erleichtern, legte sie die Hände auf die Brust und begleitete das Kommen und Gehen des Atems. Oft reicht der Körperkontakt mit den Händen oder wenn wir die Fußsohlen auf dem Boden spüren. Wenn es nicht anders ging, konnte sie sich bei heraufziehenden Panikattacken auch ablenken, indem sie trank, aß oder telefonierte.

All diese Strategien eröffneten ihr neue Freiheiten im Alltag und stärkten ihr Vertrauen, sich in Notsituationen selbst helfen zu können.

Für Anette S. war es außerdem wichtig, einen unverkrampften, aufrechten Sitz zu entwickeln, um ein inneres Schwingen der Wirbelsäule zu ermöglichen, das im Außen kaum sichtbar war und jeder Starrheit entgegenwirkte. So konnte sie auch im Kundengespräch locker atmen, ohne wie früher eingeengt zu sein.

Meist lenken uns Panikattacken von anderen Ängsten und psychischen Problemen ab, die wir ins Unterbewusste verdrängt haben. Um eine wirkliche Heilung zu erreichen, müssen sich Betroffene mit Hilfe eines Therapeuten mit ihren Problemen auseinandersetzen.

Zu Beginn der Behandlung lehnte Anette S. kategorisch jede Psychotherapie ab. Nach einigen Wochen konnte ich sie jedoch vom Wert einer Verhaltenstherapie überzeugen. Inzwischen empfindet sie die Therapie als hilfreich, unterstützend und gutes Mittel zur persönlichen Weiterentwicklung.

Vor kurzem erzählte sie mir, sie überlege, eine Umschulung zu machen und sich beruflich zu verändern. Mit zunehmendem Alter und dem größer werdenden Druck, erfolgreiche Verkaufsgespräche zu führen, sei der Vertrieb vielleicht doch nicht der richtige Ort, um gesund alt zu werden. Stolz berichtete sie, ihre Stimme sei schon seit einiger Zeit stabil und auch ihre Panikattacken habe sie mit den Notfall-Atemübungen gut im Griff.

Ich bin neugierig, was aus Anette S. noch wird.

Ich möchte an dieser Stelle eindrücklich betonen, dass die geschilderten und andere ernsthafte Krankheiten ebenso wie heftige oder chronische Schmerzen von einem Arzt abgeklärt und behandelt werden müssen. Sie sollten keinesfalls leichtfertig an irgendwelchen Symptomen herumdoktern, auch nicht mit selbstverordneten Atemübungen. Ein Atemtherapeut oder eine -therapeutin kann in vielen Fällen den Heilungsprozess unterstützen und fördern und Ihnen wertvolle Hinweise für den richtigen Umgang mit Ihrem Körper und Ihrer Psyche geben.

Für alltägliche Beschwerden wie Stress, Reizhusten, Kopfschmerzen, Niedergeschlagenheit, Verdauungsprobleme, Erschöpfung und Schlaflosigkeit gibt es hingegen eine große Anzahl an Atemübungen, die Ihnen schon nach kurzer Zeit Erleichterung verschaffen und täglich nur ein paar Minuten und wenig Aufwand erfordern. Eine Reihe von wirkungsvollen Übungen möchte ich Ihnen im Folgenden vorstellen.

Die Notfallapotheke

Im Kapitel «Der Atem als Freund» habe ich bereits einige Atemübungen beschrieben, deren positive Wirkung Sie hoffentlich bereits am eigenen Leib erfahren haben. Der Einfachheit halber führe ich sie in diesem Kapitel unter den jeweiligen Beschwerden noch einmal auf, damit Sie alle Übungen beisammenhaben und sie nicht umständlich suchen müssen.

Sie werden feststellen, dass bei verschiedenen Beschwerden dieselben Übungen aufgelistet werden. Das liegt daran, dass im Körper alles mit allem verbunden ist, also auch der Körper mit der Seele. Gelingt es Ihnen zum Beispiel, Ihr Herzklopfen mit einer Übung zu beruhigen, vermindert sich automatisch auch Ihre Angst.

Ich kann Sie nur ermuntern, die unter den alltäglichen körperlichen und seelischen Beschwerden aufgeführten Übungen auszuprobieren und ihre Wirkung zu spüren. Zur Erinnerung: Ernsthafte Krankheiten gehören in die Hände eines Arztes. Aber Sie können die Behandlung immer mit der dazu passenden Atemübung unterstützen und so die Heilung beschleunigen.

Körperliche Beschwerden

Schmerzen

Häufig tut uns im Alltag etwas weh, weshalb wir nicht gleich zur Notaufnahme ins Krankenhaus eilen müssen, sondern uns vielleicht selbst helfen können. Damit meine ich jetzt allerdings nicht, einfach starke Schmerztabletten zu schlucken, die bei häufigem Gebrauch schädliche Nebenwirkungen haben (was nicht heißt, dass man sie im Notfall nicht einnehmen darf).

Es gibt keine Garantie dafür, dass Schmerzen weggeatmet werden können. Aber Sie können durch Atemübungen die Art und Weise verändern, wie Sie dem Schmerz begegnen. Versuchen Sie ihn als Verbündeten zu betrachten und nicht als Feind zu bekämpfen. Wie stark wir Schmerzen empfinden, hängt sehr von unserer Einstellung ab. Wenn wir ihn als Feind einordnen, verhindern wir, dass unser Gehirn körpereigene Schmerzmittel, die sogenannten Endorphine, ausschüttet und dadurch seine Stärke und Intensität verringert.

Die bessere Strategie besteht darin, dem Schmerz ein Stück entgegenzugehen, ohne sich zu verspannen oder die Luft anzuhalten. Wenn Sie aufhören zu atmen, koppeln Sie sich von Ihrem Schmerz ab, und er wird zu etwas, das außerhalb von Ihnen existiert. In diesem Fall können Sie ihn nicht mehr beeinflussen.

Indem Sie atmen und die nachfolgenden Übungen zur Linderung von Schmerzen machen, verbinden Sie sich mit dem Schmerz, nehmen zu ihm Kontakt auf. Ihr Körper versucht Ihnen in seiner Sprache etwas mitzuteilen.

Christian Morgenstern hat einst gesagt: «Der Körper ist der Übersetzer der Seele ins Sichtbare.» Wir müssen versuchen herauszufinden, was die Seele uns durch den Körper mitteilen will. Das erfordert meistens sehr viel Geduld.

Die folgenden Übungen können Ihnen dabei helfen, mit dem Schmerz umzugehen, ihn zu verringern und so vielleicht völlig verschwinden zu lassen.

Am besten legen Sie sich für diese Übung hin. Wenn es nicht anders geht, können Sie sich auch bequem auf einen Stuhl setzen. Lassen Sie die Schultern sinken, entspannen Sie die Wirbelsäule, Beine und Arme und den Nacken. Legen Sie eine Hand auf die schmerzende Stelle und atmen Sie ganz bewusst aus. Lassen Sie allen Schmerz mit dem Ausatem abfließen. Atmen Sie nun bewusst ein und stellen Sie sich vor, dass ein heilender Strom in Ihren Körper und die schmerzende Stelle unter Ihrer Hand fließt. Lassen Sie den Atem bis tief in den Bauchraum fließen.

Beim nächsten Ausatmen entspannen Sie noch einmal alle Muskeln, die sich vielleicht wieder angespannt haben. Hilfreich ist, wenn Sie sich vorstellen, dass an der schmerzenden Stelle ein Gefäß mit schmutzigem Wasser steht. Mit jedem Einatmen wird es durch sauberes, reines Wasser ersetzt. Dadurch wird das Wasser in dem Schmerztopf immer sauberer und reiner. Neue Lebenskraft und Gesundheit lassen den Schmerz schwinden.

Legen oder setzen Sie sich bequem hin und legen Sie eine Hand oder auch beide Hände auf die schmerzende Stelle. Nehmen Sie beim Einatmen neue Lebenskraft auf und lenken Sie sie an die schmerzende Stelle. Beim Ausatmen geben Sie alle Schlacken ab, ebenso Entzündungsstoffe und Ablagerungen, alles, was seelisch daran gebunden sein mag, alles, was Sie gekränkt (= krank gemacht) hat. Atmen Sie für eine Weile ein und aus und spüren Sie, wie der Schmerz nachlässt.

Eine ähnliche Übung kommt aus dem Yoga. Die indischen Weisen sagen, dass wir mit der Luft nicht nur Sauerstoff aufnehmen, sondern auch Prana, also feinstoffliche Lebenskraft. Wir nehmen die Heilenergie ganz bewusst mit dem Einatem auf und lenken sie mit dem Ausatem auf die schmerzende Stelle. Probieren Sie es für einige Minuten aus und beobachten Sie, ob sich der Schmerz verändert.

Doch nicht nur die Inder wissen von der heilenden Kraft des Ausatems. Erinnern Sie sich noch, dass Sie als Kind manchmal weinend zu Ihrer Mutter liefen, weil Ihnen etwas wehtat? Ihre Mutter hat dann wahrscheinlich «Heile, heile Segen» gesungen und dabei auf die schmerzende Stelle gepustet.

Nebenbei bemerkt: Allein die Hand auf eine schmerzende Stelle zu legen kann helfen. Diese Heilmethode ist in vielen Kulturen bekannt und wird auf der ganzen Welt angewendet. Viele Heiler arbeiten ausschließlich mit Handauflegen. Vielleicht haben Sie ja auch «heilende Hände» und haben es nur noch nicht entdeckt. Unsere Hände strahlen eine feinstoffliche Energie aus, die wir spüren können. Wollen Sie es mal versuchen?

Legen Sie beide Hände mit den Handflächen aneinander. Dann bewegen Sie die Hände langsam voneinander weg, bis sie ungefähr einen Abstand von dreißig bis vierzig Zentimetern haben. Führen Sie nun ganz langsam beide Handflächen wieder aufeinander zu.

Spüren Sie den sanften Widerstand? Das ist die feinstoffliche Energie, die von Ihren Händen ausgeht. Durch gewisse mentale Techniken, die ebenfalls auf Atemlenkung beruhen, lässt sich diese Energie steigern.

Nehmen Sie zwei alte Tennisbälle und stecken Sie sie in eine Socke. Legen Sie sich auf den Boden und schieben Sie sich ein Kissen unter den Kopf. Die Beine sind aufgestellt.

Nun platzieren Sie die Tennisbälle zwischen Ihre Schulterblätter, sodass links und rechts der Wirbelsäule jeweils ein Ball liegt. Lassen Sie sich nun auf die Tennisbälle sinken. Geben Sie immer mehr nach und nehmen Sie die Bälle in ihren Rücken auf. Wenn Sie gut darauf liegen und unangestrengt atmen können, schieben Sie die Tennisbälle ein Stück nach unten und versuchen sie erneut in Ihren Rücken aufzunehmen. Danach verschieben Sie die Bälle wieder ein Stück, bis zum Ende des Brustkorbs. Spüren Sie, wie sich die ganze Wirbelsäule dabei entspannt.

Achten Sie darauf, dass Ihr Atem dabei nicht ins Stocken gerät. Lassen Sie sich nicht davon irritieren, dass zunächst fast alle Wirbel wehtun. Gehen Sie ganz bewusst in Kontakt mit jeder schmerzenden Stelle, die sich bemerkbar macht. Spüren Sie, wie Ihr Einatem die Stelle rund um den Wirbelkörper weitet und mit dem Ausatem jeder Schmerz zur Unterlage hin abfließt.

Kopfschmerzen

Wer kennt sie nicht? Wir stehen tagtäglich unter Druck, müssen unzählige Dinge erledigen und fühlen uns oft überfordert –

schon verspüren wir diesen dumpfen, drückenden Schmerz im Kopf. Meistens handelt es sich um Spannungskopfschmerzen, die in der Regel durch übermäßigen Stress entstehen. Oft sind dabei die Nacken- oder Schultermuskeln verkrampft. Laut der Deutschen Gesellschaft für Neurologie leiden über die Hälfte der Erwachsenen und etwa ein Fünftel der Kinder und Jugendlichen in Deutschland mindestens einmal im Jahr an Spannungskopfschmerzen. Meist tritt er zum ersten Mal zwischen dem 20. und dem 40. Lebensjahr auf.

Gegen diese Art von Kopfschmerz helfen alle Atemübungen, die Sie entspannen, in den gegenwärtigen Moment zurückbringen und zur Ruhe kommen lassen. Eine besonders wirkungsvolle Übung ist die folgende.

Gesichtsmaske

Setzen Sie sich bequem hin und schließen Sie die Augen. Atmen Sie ein paarmal ohne Anstrengung ein und aus. Nun stellen Sie sich vor, Ihr Gesicht sei eine Maske. Eine jede Maske hat eine Außen- und eine Innenseite. Versuchen Sie, die Innenseite Ihrer Gesichtsmaske zu spüren. Wenn Sie ein Gefühl dafür bekommen haben, blasen Sie Ihr Gesicht wie einen Luftballon mit dem nächsten Einatem auf. Den Ausatem lassen Sie von innen durch Ihr Gesicht nach außen strömen. Beim nächsten Einatmen blasen Sie Ihr Gesicht erneut mit heilender Energie auf, weiten es und durchdringen beim Ausatem die Gesichtsmaske noch einmal von innen nach außen.

Auf diese Weise können Sie jede Partie Ihres Gesichts behandeln, die Stirn glätten und die Augenlider entspannen. Richten Sie Ihre Aufmerksamkeit hinter die Augäpfel, atmen Sie durch die Augen hindurch aus und anschließend Heilenergie ein. Sie werden merken, wie oft Ihre Augen verspannt sind. Sogar nervöse Zuckungen beruhigen sich durch diese Übung, und selbst manche Migräne lässt sich so im Anfangsstadium abwenden.

Spüren Sie Schmerzen im Nacken, dann blasen Sie diesen Bereich mit dem Einatem auf und lassen den Ausatem den Nacken durchdringen. Übrigens: Selbst schmerzende Finger- oder Fußgelenke lassen sich aufblasen – atmen Sie einfach hinein und spüren Sie, wie sich die Gelenke dadurch weiten und beweglicher werden.

Auch hier gilt wieder: Treten Kopfschmerzen häufiger auf, sollten Sie unbedingt die Ursache von einem Arzt abklären lassen.

Kreuz- und Rückenschmerzen

Sehr viele Menschen leiden unter Problemen mit dem Rücken. Die Ursachen sind häufig mangelnde Bewegung oder zu langes Sitzen vor dem Computer. Gegen Kreuz- und Rückenschmerzen ist die folgende Übung sehr wirksam.

Legen Sie sich auf einer weichen Decke auf den Boden und drehen Sie sich auf die Seite. Strecken Sie das untere Bein aus und winkeln Sie das obere so an, dass es für Sie bequem

ist. Legen Sie Ihre warme Handfläche auf das Kreuzbein. Atmen Sie nun tief in den Bauch, bis auf Ihre Hand. Dabei bewegt sich das Becken nach hinten. Experimentieren Sie, ob der Ein- oder der Ausatem geeigneter ist, das Becken zurückzuschieben. In jedem Fall lassen Sie beim Ausatmen den Schmerz los.

Häufig haben Kreuzschmerzen auch seelische Ursachen. Lassen Sie Ihren Rücken atmen und alles davonziehen, was Ihr Kreuz für Sie trägt. Diese Übung hilft auch, wenn Ihr Hüftgelenk oder Ihr Knie schmerzt.

Nehmen Sie die zuvor beschriebene Seitenlage ein und legen Sie die Hand auf das schmerzende Hüftgelenk oder Knie, das oben liegen sollte. Atmen Sie nun tief ein und lassen den Atem bis unter Ihre Hand strömen. Machen Sie das für eine Weile und beobachten Sie, wie sich der Schmerz verändert.

Eine andere Möglichkeit, um Rückenschmerzen zu lindern, ist die nächste Übung.

Legen Sie sich auf die Seite und versuchen Sie beim Einatmen die Schulterblätter auseinanderzuziehen. Dabei drücken Sie das Brustbein nach hinten.

 Atmen Sie nun so kräftig ein, dass sich Ihr Rücken weitend nach hinten rundet.

Auch diese Übung lockert verkrampfte Muskeln.

Leber- und / oder Magenprobleme

Die Leber ist die größte Drüse im menschlichen Körper und übernimmt sehr viele wichtige Funktionen. Zu den drei wichtigsten gehören die Produktion von Gallenflüssigkeit zur Unterstützung der Verdauung, die Ausleitung schädlicher Giftstoffe aus dem Blut und die Glukosespeicherung, um die körpereigenen Energiespeicher zu füllen. Für eine gute Gesundheit ist eine gesunde Leber essenziell. Ernährung, Bewegung und Schlaf haben einen starken Einfluss auf die Funktion der Leber.

Der Magen meldet sich viel früher als die Leber, wenn etwas nicht in Ordnung ist. Die Symptome kennen wir alle: Druck, Völlegefühl, saures Aufstoßen, Unwohlsein, Übelkeit, Appetitlosigkeit und Bauchschmerzen. Da das vegetative Nervensystem eine enge Verbindung zum Verdauungsapparat hat, führen Stress und seelische Belastungen häufig zu Beschwerden im Magen-Darm-Trakt. Redensarten wie «Das schlägt mir auf den Magen» oder «Das stößt mir sauer auf» erinnern daran, dass der Magen ausdrückt, worunter die Seele leidet.

Ernsthafte Leber- und Magenprobleme müssen natürlich vom Arzt diagnostiziert und behandelt werden (ja, ich wiederhole mich, weil es wichtig ist). Allerdings können Sie beide Organe in ihrer Funktion mit den folgenden Übungen unterstützen.

Die liegende Acht

Setzen Sie sich aufrecht und entspannt auf das vordere Drittel eines Stuhls mit ebener Sitzfläche. Die Fußsohlen haben guten Kontakt zum Boden – lassen Sie ihnen Zeit, sich ein paar Atemzüge lang mit dem Untergrund zu verwurzeln.

Dann beschreiben Sie mit dem unteren Rippenring eine horizontal liegende Acht und lassen den Atem mit der Bewegung fließen. Spüren Sie, wie sich diese liegende Acht auf den Kontakt der Fußsohlen mit dem Boden und den des Gesäßes mit der Sitzfläche überträgt. Öffnen Sie sich für den Einatem und lassen Sie ihn durch sich hindurchströmen. Lassen Sie sich von ihm weiten.

Ihr Magen wird sich durch diese Übung mehr und mehr entspannen, die Leber wird besser durchblutet, und die Flanken werden sich weiten. Alles bekommt mehr Raum und entkrampft sich. Das tut nicht nur den beiden Organen gut!

Rippenbogen schieben

Legen Sie sich seitlich auf einer weichen Decke auf den Boden. Unter den Kopf packen Sie ein Kissen, die Beine winkeln Sie leicht an. Mit der oben liegenden Hand streichen Sie nun die obere Seite aus. Danach legen Sie die Hand an den oben liegenden Rippenbogen und schieben ihn mit dem Einatem ein wenig nach oben. Manchmal wollen sich die Rippen nicht gleich bewegen, dann können Sie mit etwas Druck nachhelfen. Auf diese Weise entsteht eine einseitige Rippen-Flanken-Atmung.

Wenn Sie die linke Seite behandeln, aktiviert das Magen und Bauchspeicheldrüse, während sich über die Behandlung der rechten Seite Leber und Galle freuen. Auch hierbei können Sie mit dem Einatem neue Kraft tanken und mit dem Ausatem Schlacken und verbrauchte Stoffe abgeben. Einer verbalen «Giftspritze» können Sie so den Stachel nehmen.

Manchmal entsteht ein Wärmegefühl, das darauf hindeutet, dass sich die Verkrampfungen des Tages lösen.

Darmträgheit

Darmträgheit ist in den westlichen Ländern ein häufiges Phänomen, weil sich viele Menschen ungesund ernähren und zu wenig bewegen. Die Betroffenen leiden unter Bauchschmerzen, Blähungen, Übelkeit und sogar Depressionen. Darmträgheit sollte man nicht unterschätzen, da sie unter anderem den Stoffwechsel einschränkt. Dann können sich im Darm Giftstoffe sammeln, und man fühlt sich unwohl und unbeweglich.

Die richtige Atmung, bei der sich das Zwerchfell nach unten bewegt und dadurch Magen und Darm ständig massiert, ist die beste Vorbeugung gegen Darmträgheit.

Sollte der Darm doch einmal etwas faul geworden sein, helfen Sie ihm mit den folgenden Übungen auf die Sprünge.

Holzhacken

Stellen Sie sich mit leicht gegrätschten Beinen aufrecht hin. Legen Sie die Handinnenflächen aneinander und heben Sie die Arme über den Kopf. Mit einem lauten «Ha» lassen Sie die Arme nach unten sinken, so als wollten Sie einen Holzkeil spalten. Mit dem Einatem heben Sie die Arme wieder und sagen sich dabei: «Mein Darm nimmt Lebenskraft aus der Erde auf und wird damit gut arbeiten.» Alternativ können Sie auch sagen: «Ich bin gesund, und mein Darm ist es auch.»

Wiederholen Sie die Übung täglich drei- bis fünfmal.

Bauchdrücken

Legen Sie sich bequem auf den Rücken auf eine weiche Decke und schieben Sie sich ein Kissen unter den Kopf. Unter den Knien platzieren Sie eine Knierolle, oder Sie nehmen eine zusammengerollte Decke. So sorgen Sie dafür, dass Ihre Bauchdecke entspannt bleibt. Legen Sie nun die Hände unterhalb des Nabels auf den Bauch und beobachten Sie Ihren Atem.

Fühlen Sie, wie die Hände beim Einatmen angehoben werden und sich beim Ausatmen wieder senken. Wenn Sie bereit sind, lassen Sie den nächsten Ausatem mit einem langen «Huuu» durch den Mund ausströmen und verstärken mit den Händen die Abwärtsbewegung des Bauches. Lassen Sie den darauffolgenden Einatem gegen den Widerstand Ihrer Hände einströmen und drücken Sie ungefähr fünf Sekunden lang nach. Sie sollten dabei keine Schmerzen verspüren.

Lösen Sie den Druck der Hände und atmen Sie entspannt ein paar Züge in Ihrem Atemrhythmus. Wiederholen Sie die Übung ungefähr zehnmal. Sie stärken dadurch den Dünndarm und fördern die Durchblutung im Bauchraum.

Müdigkeit und Erschöpfung

Das ist jedem von uns schon mal passiert: Wir haben nachts aus irgendeinem Grund nicht gut geschlafen, wachen morgens völlig erschlagen auf und kämpfen uns durch den Tag. Statt die Müdigkeit mit mehreren Tassen Kaffee in Schach zu halten, sollten Sie ein paar Atemübungen machen. Das kostet nicht viel Zeit, ist gesünder, schont die Nerven und beschert Ihnen in der nächsten Nacht einen erholsamen Schlaf (was Koffeingenuss eher verhindert).

Zu den bereits beschriebenen Übungen, die Sie mit neuer Energie versorgen, zählen das Gähnen, der Vollatem, Schwingungen durchlassen und – besonders wirkungsvoll, allerdings etwas zeitintensiver – der Kurzurlaub.

Eine weitere Übung, die Sie wieder munter macht, ist die folgende:

Gesicht erkunden

Setzen Sie sich entspannt auf einen Stuhl, nehmen Sie die Brille ab, falls Sie eine tragen, und schließen Sie die Augen.

Streichen Sie nun sanft mit beiden Händen die Konturen Ihres Gesichtes aus. Die «Landschaft» besteht aus Hügeln und Tälern sowie knochigen und weichen Strukturen. Ertasten Sie die Unterschiede mit den Fingerkuppen.

Die Augen lassen Sie in Gedanken nach hinten in den Kopf sinken, die Spannung in den Kiefergelenken streichen Sie aus. Nehmen Sie den Unterkiefer zwischen Daumen und

Fingerkuppen und streichen Sie ihn vom Gelenk bis zur Kinnspitze aus. Als Nächstes fahren Sie die Augenbrauen von innen nach außen nach. Es folgen die Schläfen, dann die Wangenknochen und der Nasenrücken. Streichen Sie über alles, so wie es Ihnen gerade unter die Hände kommt. Es gibt keine festgelegte Reihenfolge und auch kein Richtig oder Falsch.

Schenken Sie sich dabei ein inneres Lächeln, nur für sich selbst. Lächeln hilft nämlich gegen Stress.

Wer in einer stressigen Situation bewusst einige Minuten lang lächelt, der kann laut Bundesverband Niedergelassener Kardiologen (BNK) die Herzschlagfrequenz abmildern. Die Fachärzte berufen sich dabei auf eine Studie zweier amerikanischer Psychologinnen der Universität von Kansas. Also, lächeln Sie sich ruhig öfter mal zu.

Durch diese Übung werden Sie sich schon nach fünf Minuten erfrischt fühlen.

Es ist selbstverständlich, dass Sie einen Arzt aufsuchen, wenn Sie häufiger unter Erschöpfungszuständen leiden.

Schlafstörungen

Ich habe eine ähnliche Situation im zweiten Kapitel bereits beschrieben: Nach einem stressigen Tag im Büro kommen Sie nach Hause, trinken zur Entspannung ein Glas Wein oder zwei, essen zu viel zu Abend und schauen danach zum Relaxen fern. Vielleicht überlegen Sie noch, wie Sie beim morgen anstehenden Gespräch mit dem Chef am besten argumentieren könnten. Todmüde sinken Sie ins Bett und freuen sich auf den erholsamen Schlaf. Doch der kommt nicht. Ruhelos wälzen Sie sich hin und her. Die Angst, dass Sie nicht genug Schlaf bekommen, um am nächsten Morgen wieder topfit zu sein, tut ihr Übriges, um Sie wachzuhalten.

Viele der Faktoren, die uns am Ein- oder Durchschlafen hindern, lassen sich leicht ausschalten. Trinken Sie nur mäßig Alkohol und keinen Kaffee am Abend. Die Abendmahlzeit sollte leicht sein. Auch wenn das Fernsehprogramm zig nervenzerreißende Thriller bietet, schauen Sie sich zur Entspannung lieber einen Tierfilm an. Sitzen Sie nicht bis kurz vorm Schlafengehen vor dem Computer. Wenn Sie jetzt noch dafür sorgen, dass es in Ihrem Schlafzimmer dunkel (keine blinkenden Funkwecker etc.) und nicht zu warm ist, dürften Sie problemlos einschlafen.

Sollten Sie schlaflos im Bett liegen, obwohl Sie sich an all diese Vorschläge halten, dann versuchen Sie es einmal mit den folgenden Atemübungen.

Luftmatratze

Lassen Sie den Atem so ausströmen, als würde die Luft aus dem Ventil einer Luftmatratze entweichen. Lassen Sie los, bleiben Sie passiv und tun Sie nichts, um den Vorgang zu unterstützen. Spüren Sie, wie die Arme, Beine und das Becken beim Ausatmen immer schwerer werden. Warten Sie mit dem Einatmen, bis alles leer geworden ist. Manchmal ist am Schluss noch ein winziges Nachgeben notwendig, bis der allerletzte Rest ausgeatmet ist. Geben Sie sich der Pause zwischen Aus- und Einatem hin, der Ruhe, bevor Sie wieder einatmen müssen.

Wenn Sie diese Übung ein paar Abende hintereinander praktizieren, werden Sie merken, dass der neue Einatem sehr sanft und viel langsamer kommt, als Sie es gewohnt sind. Damit erfasst Sie eine innere Ruhe, die leicht in Schlaf übergeht.

Ausatem zählen

Lauschen Sie auf Ihren Atem und zählen Sie, während Sie ausatmen: 101, 102, 103 ... Versuchen Sie dabei nicht, den Ausatem willentlich zu verlängern, sondern zählen Sie einfach, während Sie ausatmen, und nehmen Sie wahr, dass Sie immer höhere Zahlen erreichen. Lassen Sie sich so von Ihrem Ausatem in den Schlaf tragen.

Daumen heben

Legen Sie beide Hände auf den Unterbauch, die Daumen über dem Nabel, die anderen Finger einander zugewandt unterhalb des Nabels. Mit dem Einatem heben Sie die Daumen, und mit dem Ausatem lassen Sie sie wieder auf den Unterbauch sinken. Wiederholen Sie das ein paarmal in aller Ruhe, und Sie werden sicher bald einschlafen.

Nasenloch verschließen

Legen Sie sich auf die rechte Seite. Halten Sie das rechte Nasenloch zu und atmen Sie nur durch das linke Nasenloch ein. Danach atmen Sie durch beide Nasenlöcher aus. Dann halten Sie wieder das rechte Nasenloch zu und atmen nur durch das linke Nasenloch ein. Anschließend atmen Sie wieder durch beide Nasenlöcher aus. Über kurz oder lang werden Sie einschlafen.

Fäuste schließen und öffnen

Liegen Sie bequem und entspannt auf dem Rücken, die Arme neben dem Körper, die Hände geöffnet. Schließen Sie mit dem Einatmen die Hände zu einer leichten Faust und öffnen Sie sie beim Ausatmen wieder. Probieren Sie aus, was sich besser für Sie anfühlt: die Hände mit dem Einatem schließen und mit dem Ausatem öffnen oder umgekehrt. Beides ist gleich wirksam, aber ein jeder muss selbst herausfinden, was für ihn besser passt.

Beine heben

Atmen Sie bewusst aus und heben Sie dabei ein Bein an. Halten Sie es circa 10 Zentimeter über der Unterlage in der Luft und atmen Sie ruhig weiter. Nehmen Sie nun das sich immer schwerer anfühlende Bein mit in ihren Atem hinein und versuchen Sie, sich innerlich ganz mit ihm zu verbinden. Nach circa 20 bis 25 Sekunden lassen Sie es zurück auf die Unterlage sinken. Wechseln Sie das Bein und versuchen Sie erneut, alle Spannungen loszulassen, auch die in den Schultern, Armen oder Kniegelenken.

Sie können alternativ auch die Arme abwechselnd heben und senken, von den Beinen zu den Armen wechseln oder umgekehrt. Vielleicht sind Sie unterdessen ja auch schon eingeschlafen.

Herzklopfen

Aufregung, Stress und Freude lassen zuweilen unser Herz schneller schlagen. Herzrasen und Herzklopfen sind in der Regel harmlos und gehen meist nach kurzer Zeit vorüber. Wenn nicht, sollten Sie dringend ärztlichen Rat einholen.

Die folgende ist eine meiner Lieblingsübungen, um mein Herz zu beruhigen.

Herzkreisen

Legen Sie beide Hände übereinander auf Ihr Herz. Die unten liegende Hand beschreibt nun langsam einen sanften Kreis (egal in welche Richtung), wobei Sie immer wieder einmal (nicht bei jedem Kreis), wenn sich die Hand nach unten bewegt, Ihren Ausatem mit nach unten führen.

Diese Übung beruhigt das Herz sofort.

Atemnot

Es gibt viele verschiedene Erkrankungen der Atemwege, die sich allesamt über Luftnot, Husten und nachlassende Leistungsfähigkeit bemerkbar machen. Rauchen und Luftverschmutzung sind dabei die häufigsten Ursachen. Bei manchen Atemwegserkrankungen handelt es sich um Infektionen, andere haben autoimmune Ursachen. Nähere Einzelheiten über Asthma finden Sie in der Patientengeschichte auf Seite 64 ff.

Sehr effektiv bei Atemnot sind die folgenden Übungen:

Lippenbremse

Wenn Sie an Atemnot bei körperlicher Anstrengung leiden, dann hilft diese Übung am besten. Erzeugen Sie beim Ausatmen einen leichten Widerstand, indem Sie die Lippen locker aufeinanderlegen und dann die Luft ausströmen lassen. Versuchen Sie beim darauffolgenden Einatmen nicht allzu viel Luft aufzunehmen, sondern sie nur durch die Nase leicht einzusaugen. Atmen Sie auf diese Weise ein paar Minuten lang, bis die Atemnot nachlässt.

Der Widerstand verlangsamt das Ausatmen, der Luftstrom wird abgebremst, und die Bronchialwege bleiben durch den höheren Innendruck länger geöffnet und fallen nicht zusammen.

Kutschersitz

Setzen Sie sich auf einen Stuhl und spreizen Sie leicht die Oberschenkel. Beugen Sie den Oberkörper nach vorne und stützen Sie die Ellbogen auf die Knie. Der Kopf hängt dabei entspannt nach unten. Atmen Sie für ein paar Minuten ruhig ein und aus.

Diese Körperhaltung hilft dabei, das Luftvolumen in der Lunge zu steigern und die verengten Bronchien zu erweitern. Durch die Gewichtsentlastung der Muskulatur, die maßgeblich die Atmung unterstützt (Arme und Schultergürtel), werden die Atmungsorgane entlastet. Gleichzeitig sinkt der Sauerstoffverbrauch des Organismus, und die unteren Bereiche der Lunge werden besser belüftet.

Party-Charlie

Wenn Sie unterwegs ein Atemnotanfall überkommt, können Sie ihn mit der Haltung des «Party-Charlie» in den Griff bekommen.

Legen Sie dazu eine Hand seitlich so an den Kopf, dass der Ellenbogen über den Kopf hinausragt, und lehnen Sie sich mit dem Ellenbogen an eine Hauswand. Die andere Hand stützen Sie lässig auf den gleichseitigen Beckenkamm. Nun atmen Sie langsam ein und aus. Das sollte den Anfall abflauen lassen.

Schleim lösen

Um das Abhusten von Schleim zu erleichtern, können Sie gleich morgens mit ihren Fingerkuppen auf den oberen Brustkorb klopfen. Oder Sie bleiben noch eine Weile im Bett, drehen sich auf die Seite und schieben sich ein Kissen unter die Hüfte. Wenn Sie nun ruhig und tief durchatmen, wird der Schleim automatisch nach oben befördert.

Bitten Sie jemanden, mit den Fingerkuppen locker Ihren Rücken abzuklopfen, und sagen Sie dabei laut «Aaaaaah». Festsitzender Schleim wird sich dabei lösen und kann abgehustet werden.

Denken Sie auch daran, dass viel Trinken den Schleim ver-flüssigt.

Wenn Sie an Atemwegserkrankungen leiden, sind Lun-gensportgruppen sehr hilfreich. Die gibt es bestimmt auch in Ihrer Stadt. Dort lernen Sie viel über den Umgang mit Ihrer Erkrankung und verbessern durch sportliche Aktivitäten Ihre Leistungsfähigkeit.

Machen Sie möglichst jeden Tag einen Spaziergang, der Sie fordert, ohne Sie zu überfordern. Sollten Sie merken, dass sich eine Atemnot nähert: Lippenbremse!

Wenn Sie sich zu sehr schonen, wird das langfristig Ihre Mobilität und damit auch Ihre Lebensqualität immer mehr einschränken.

Reizhusten

Reizhusten tritt meist zu den unpassendsten Zeiten auf, im Konzert an einer besonders leisen Stelle oder nachts, wenn Sie endlich schlafen möchten. Meistens versucht der Körper, die Stimmlippen dadurch von Schleim zu befreien oder einen Fremdkörper loszuwerden. Wenn der Reizhusten länger auf-tritt, sollten Sie einen Arzt aufsuchen, denn er kann sowohl einen Infekt ankündigen als auch vom Reflux des Magensafts ausgelöst werden. Häufig ist Stress die Ursache des Reizhus-tens. In diesem Fall hilft die Atementspannung.

Hilfreich ist es dann, den Schultergürtel zu entspannen, die Halsmuskulatur zu lockern oder den Nacken zu massieren. Als wirkungsvoll hat es sich auch erwiesen, mit einem lauten

«Ffff» und aufgeblähten Wangen auszuatmen und so den Hustenreiz abzufangen.

Im Akutfall hilft es, warme Getränke in kleinen Schlucken zu trinken. Sollte nichts greifbar sein, sammeln Sie Ihren Speichel und schlucken sie ihn auf einmal hinunter. Haben Sie außerdem immer ein zuckerfreies Bonbon, möglichst ohne Menthol, in der Tasche. Letzteres trocknet aus. Einzelne Vokale und Konsonanten laut auszusprechen kann ebenfalls hilfreich sein, um die Stimmlippen zu stärken und zu stimulieren.

Um die Bronchien zu schonen und Verletzungen der Schleimhaut zu vermeiden, ist es sinnvoll, entweder gegen die geschlossenen Lippen anzuhusten oder den Mund mit der Faust zu einer Engstelle zu machen. So schaffen Sie ein kleines Luftpolster, das dem Atemstoß einen Widerstand entgegensetzt. Um Ihre Bronchien zu schonen und den Hustenreiz nicht zu verstärken, sollten Sie versuchen, möglichst spät zu husten, damit der Schleim nicht zurückgedrückt wird. Aber tun Sie das nicht mehr als zwei- bis dreimal hintereinander.

Kein Luftstrom bedeutet keinen Reiz, deshalb kann es bei Reizhusten ausnahmsweise sinnvoll sein, die Luft nach dem Einatmen (über die Nase!) kurz anzuhalten und danach mit Hilfe der Lippenbremse durch den Mund auszuatmen.

Eine Wohltat für alle Organe: der Organ-Mund

Es gibt eine einfache Atemübung, mit der Sie jedem Organ etwas Gutes tun können. Wenn Ärger sich in der Leber festgesetzt hat, Ihnen die Galle hochgekommen ist, wenn der Darm nicht in Gang kommt oder sich das Herz vor Sorgen verengt hat, ist es Zeit für den Organ-Mund.

Setzen Sie sich aufrecht und entspannt auf einen Stuhl, die Füße haben festen Bodenkontakt. Atmen Sie langsam und bewusst einige Atemzüge lang ein und aus. Wenn Sie bei sich angekommen sind, richten Sie Ihre Aufmerksamkeit auf Ihr Herz (die Leber, den Darm oder die Galle – auf das Organ, das Ihnen gerade Beschwerden bereitet) und stellen sich an der Stelle einen Mund vor. Einen großen Mund, der gähnt. Stellen Sie sich ein riesiges Maul vor, wie das einer Kuh oder das eines Flusspferds, und lassen Sie es in Ihrer Vorstellung herzhaft gähnen. Dabei wendet sich der Mund nach rechts und nach links. Vielleicht müssen Sie jetzt tatsächlich gähnen und stellen fest, dass sich Ihr Kopf dabei nach rechts und links dreht.

Wenn Sie genügend gegähnt haben, spüren Sie nach: Ist Ihr Herz weiter geworden? Hat sich womöglich der ganze Brustkorb entspannt?

Da wir die anderen Organe nicht so deutlich spüren können wie das Herz, bemerken Sie nach der Übung vermutlich keinen Unterschied zu vorher. Doch in jedem Fall hat sie dem Organ gutgetan. Vielleicht ist Ihr Ärger ja dadurch verschwunden.

Diese Übung habe ich neulich mit den Teilnehmern einer Atemgruppe gemacht. Sie sollten sich vorstellen, dass Ihr Magen einen großen Mund hat. Fast alle berichteten, wie gut ihr Atem plötzlich in der Mitte hindurchfloss. Das habe ich übrigens nicht zum ersten Mal gehört.

Psychische Beschwerden

Jeder von uns kennt Tage, in denen uns alles grau in grau erscheint oder die Belastungen des Alltags wie Stress im Beruf oder Spannungen in der Familie zu Überforderung, Nervosität, Niedergeschlagenheit oder mangelnder Konzentration führen. Derart schwierige Situationen lassen sich natürlich nicht wegatmen, sondern müssen, sofern sie länger andauern, auf die eine oder andere Art gelöst werden.

Dennoch gibt es einige Atemübungen, mit denen Sie sich in der akuten Situation Erleichterung verschaffen können. Einige davon haben Sie bereits im Kapitel «Der Atem als Freund» kennengelernt (und hoffentlich inzwischen auch praktiziert). Sie werden hier unter den betreffenden Stichworten noch einmal aufgeführt.

Wie auch bei den körperlichen Krankheiten gilt: Psychische Krankheiten wie Depression, Burnout oder Zwangsstörungen erfordern professionelle Hilfe.

Stress

Ein Leben ohne Stress hat heutzutage kaum noch jemand. Unsere Welt ist lauter und hektischer geworden. Ständig überfluten uns Reize, sei es die pausenlos dudelnde Musik in den

Geschäften, die höchstens von munter vorgetragenen Einkaufstipps unterbrochen wird, seien es die überall hängenden oder stehenden Monitore, die mit kurzen Bildsequenzen unsere Aufmerksamkeit auf sich ziehen. Hinzu kommt der Lärm von Autos, Flugzeugen und Baustellen. Inzwischen ist wissenschaftlich erwiesen, dass Lärm krank macht. Und das ist ja nur der Soundtrack.

Die Arbeitsbelastung ist in den letzten Jahren kontinuierlich gestiegen. Laut einer Studie des Wirtschafts- und Sozialwissenschaftlichen Instituts (WSI), bei der im Frühjahr 2015 insgesamt 2009 Betriebsräte aller wichtigen Branchen befragt wurden, gaben 60 Prozent der Arbeitnehmervertreter an, dass die Beschäftigten ihres Unternehmens massiv unter Zeitdruck und hoher Arbeitsintensität litten. Außerdem grassiere die Angst, den Arbeitsplatz zu verlieren.

Auch das Zuhause ist für die meisten Menschen kein Ort der Ruhe und Erholung mehr, auch hier häufen sich die Probleme, seien es Partnerschaftskonflikte, finanzielle Sorgen oder die Betreuung der Kinder.

In einem Wort: Stress ist nahezu unvermeidlich, daher ist es umso wichtiger, richtig mit ihm umzugehen und sich nicht von ihm überwältigen zu lassen.

Was ist ein gutes Mittel, um sich gegen Stress zu behaupten? Richtig, immer wieder kurze Pausen einzulegen und für ein paar Minuten bewusst zu atmen. Wie das geht, haben Sie bereits im ersten Kapitel erfahren, Sie können zur Stressbewältigung also die meisten dort aufgeführten Atemübungen machen. Hier sind noch einmal die wichtigsten:

Die genannten Übungen werden Sie entspannen und in die innere Ruhe führen.

Wenn Sie abends erledigt nach Hause kommen, sollten Sie die folgende wunderbare Übung machen, die Sie vom tagsüber angesammelten Stress befreien kann.

Atemschaukel

Legen Sie sich bequem auf den Boden auf eine weiche Decke und betten Sie den Kopf auf ein Kissen. Geben Sie Gewicht an den Boden ab, mehr und mehr. Mit jedem Ausatmen sinkt Ihr Körper tiefer in die Unterlage. Auch Gedanken und bedrängende Gefühle können Sie mit jedem Ausatem in den Boden fließen lassen. Atemzug für Atemzug.

Stellen Sie dann die Beine eins nach dem anderen auf und spüren Sie, wie sich Ihre Auflagefläche dadurch verändert.

Nun heben Sie Ihr Kreuzbein ein ganz klein wenig vom Boden ab. Gerade so viel, als wollte jemand ein Blatt Papier darunterschieben, also ganz wenig. Dazu drücken Sie die

Fußsohlen leicht in den Boden. Senken Sie Ihr Becken wieder und lösen Sie den Druck der Fußsohlen. Wiederholen Sie diese kleine Bewegung des Kreuzbeins zwei- bis dreimal.

Was geschieht dabei im Schulterbereich? Spüren Sie, wie der Boden beim Absinken langsam das Gewicht des Kreuzbeins wieder aufnimmt?

Heben Sie das Kreuzbein, ein wenig mehr als zuvor. Die Lendenwirbelsäule löst sich vom Boden und senkt sich wieder. Wirbel für Wirbel legt sich die Lendenwirbelsäule zurück, und ihr Gewicht wird vom Boden aufgenommen. Auch diese Bewegung machen Sie zwei- bis dreimal.

Heben Sie mit jeder Wiederholung die Wirbelsäule ein bisschen mehr vom Boden ab und senken Sie sie langsam wieder, Wirbel für Wirbel, bis Sie zur Brustwirbelsäule gelangen. Vielleicht stellen Sie beim Zurückgleiten fest, dass es noch einen kleinen Schwung nach vorne Richtung Steißbein gibt.

Ihr Atem hat sich längst ganz von allein mit der Bewegung verbunden. Wie die Wellen am Strand durchschwingt er Sie, erst nach oben, dann nach unten. Einatem, Ausatem, Atemstille.

Vielleicht haben Sie den ganzen Tag sitzend verbracht, und Ihre Wirbelsäule ist müde und schmerzt? Wenn Sie während der Übung feststellen, dass ein Wirbel auf den Druck mit Schmerz reagiert, seien Sie an der Stelle besonders achtsam, langsam und liebevoll. Betrachten Sie ihn mit Ihren inneren Augen und danken Sie ihm für die Last, die er tagtäglich für Sie trägt.

Möglicherweise wird sich der Schmerz im Bewegungs-fluss sogar auflösen.

Eine gute Übung, um den Körper aus dem Stressmodus zu holen, ist auch der *Atemaufzug* (S. 105 f.).

Ärger und Gereiztheit

Ärger und ständige Gereiztheit schwächen das Immunsystem. Der Körper entgiftet schlechter, Wunden heilen langsamer, und die Haut altert durch den verlangsamten Stoffwechsel schneller – alles gute Gründe, um solche Stimmungen schnell loszuwerden. Versuchen Sie es mal mit der folgenden Übung.

Seufzen

Atmen Sie mit einem tiefen Seufzer allen Ärger bewusst aus. Und noch einmal. Sie dürfen dabei ruhig laut seufzen. Packen Sie allen Ärger bewusst in den Seufzer hinein und schicken Sie ihn so aus sich hinaus.

Atmen Sie anschließend Ruhe, Liebe und Frieden ein und denken Sie beim Einatmen: «Ich bin ruhig und gelassen», oder: «Ich bin Friede», oder: «Tief in mir leuchtet das Licht», oder was immer Ihnen gerade guttut.

Machen Sie das für ein paar Minuten und beobachten Sie, wie Ihr Ärger wie Schnee in der Sonne wegschmilzt.

Innere Unruhe, kreisende Gedanken, Nervosität

Innere Unruhe ist in bestimmten Situationen eine ganz normale körperliche Reaktion und hat viele Gesichter. Sie zeigt sich als Lampenfieber vor einer wichtigen Präsentation, als Nervosität vor dem Antritt eines neuen Jobs oder einer Reise.

Die Neigung zu innerer Unruhe und Nervosität ist individuell sehr verschieden. Manche Menschen bleiben in fast allen Lebenslagen cool und sind die Ruhe in Person (sie praktizieren sicher regelmäßig Atemübungen). Andere dagegen lassen sich durch kleinste Anlässe aus der Ruhe bringen und reagieren nervös, fahrig oder gehetzt. Wenn Sie eher zur zweiten Gruppe gehören, dann helfen Ihnen die Übungen *Pendeln* (S. 32 f.) und *Wippen* (S. 41 f.), um Ihre Nervosität zu mildern. Die Übung *Schwingen der Arme um den Körper* (S. 42 f.) beruhigt, zentriert und entspannt Sie ebenfalls.

Unsicherheit

Mit Unsicherheit müssen wir alle immer wieder kämpfen, sei es im Job bei der neuen Präsentation oder auf der Party, wo wir niemanden kennen. Ziehen Sie sich an einen ruhigen Ort zurück und machen Sie die folgende Übung:

Flügelatmung

Stellen Sie sich aufrecht hin, die Füße etwa schulterbreit auseinander, und stützen Sie beide Hände auf die Hüftknochen. Das gibt physische und emotionale Stabilität.

Führen Sie nun die Ellenbogen beim Einatmen ein wenig nach hinten und beim Ausatmen wieder in die Ausgangslage. Seufzen Sie, wenn Sie können, beim Ausatmen oder hauchen Sie ein lautes «Huuu». Führen Sie die Ellenbogen beim nächsten Einatmen ein bisschen weiter nach hinten, dadurch dehnt sich der Brustkorb, und Sie können noch tiefer einatmen. Machen Sie das ein paarmal und spüren Sie, wie Ihre Selbstsicherheit zunimmt.

Wenn man sich unsicher fühlt, ist es so, als hätte man keinen festen Boden unter den Füßen. Die folgende Übung vermittelt Ihnen soliden Bodenkontakt, der eine Grundvoraussetzung für ein Gefühl von Sicherheit ist.

Die Füße erkunden

Setzen Sie sich bequem hin und nehmen Sie einen Fuß auf den Schoß. Berühren Sie ihn sanft und liebevoll, streichen Sie über den Fußrücken bis zu den Zehen, dann von der Ferse über die Fußsohle bis zu den Zehen. Erkunden Sie die Landschaft Ihres Fußes, den Ballen, das Fußgewölbe, die Ferse.

Dann wechseln Sie den inneren Blickwinkel und stellen sich vor, der Fuß berühre Ihre Hände. Nach einer Weile stellen Sie den Fuß zurück auf den Boden. Genießen Sie den deutlich besseren Bodenkontakt. Anschließend nehmen Sie sich den anderen Fuß vor. Gönnen Sie jedem Fuß fünf Minuten der liebevollen Behandlung.

Wenn Sie auf der Party oder in fremder Umgebung Unterstützung brauchen, dann verschafft Ihnen die Übung *Pendeln* (Seite 32 f.) einen guten Stand.

Niedergeschlagenheit

Die Sonne hat seit Tagen nicht geschienen, ein wichtiges Projekt hat nicht geklappt, ein naher Mensch hat uns enttäuscht – für Niedergeschlagenheit gibt es viele Auslöser. Jedem von uns ist dieses Gefühl vertraut. Auch wenn Stimmungstiefs in der Regel nach einiger Zeit von alleine verschwinden, sollten Sie besser etwas dagegen tun. Das ist gesünder, und Sie bleiben nicht lange lust- und antriebslos. Die Übung ist ganz einfach:

Fröhlich gehen

Wir gehen so, wie es uns geht. Das funktioniert jedoch auch umgekehrt.

Gehen Sie fünf Minuten so, als wären Sie froh und guter Laune. Erinnern Sie sich an eine Situation, in der Sie fröhlich und beschwingt waren: als Sie auf dem gelungenen Sommerfest bei Freunden ausgelassen getanzt haben, als Sie im Urlaub voller Energie zum ersten Mal ins Meer rannten, als der lange beäugte, viel zu teure Pullover unverhofft um die Hälfte reduziert war. Es spielt keine Rolle, worum es sich handelt. Versetzen Sie sich so intensiv wie möglich in die Situation und laufen Sie voller Schwung und Energie los.

Sie werden staunen, wie schnell sich Ihre Lebensgeister zurückmelden.

Ängste und Sorgen

Das beste Mittel gegen Ängste und Sorgen ist, langsam auszuatmen. Bei Angst verschlägt es uns oft den Atem. Durch bewusstes Atmen können wir wiederum die Angst in die Flucht schlagen.

Singen und Summen sind auch sehr hilfreich, denn beides verlängert den Ausatem. Darüber hinaus bewirkt es eine Harmonisierung im Innern. Und nicht nur das. Wissenschaftler haben herausgefunden, dass Singen nicht nur das Immunsystem stärkt, sondern auch das Stresshormon Cortisol abbaut und den Kreislauf in Schwung bringt. Singen und summen Sie also so oft wie möglich. Fangen Sie am besten gleich morgens unter der Dusche damit an.

Eine wirkungsvolle Übung gegen die Angst ist folgende:

Kraft von oben holen

Stellen Sie sich mit leicht gegrätschten Beinen hin, die Arme hängen locker seitlich herunter. Mit dem Einatmen drehen Sie die Handflächen nach vorne und heben dann die Arme langsam über den Kopf. Die Handflächen nehmen auf, was von oben kommt. Wenden Sie nun die Handflächen und senken Sie die Arme mit dem Ausatmen, bis sie in der Ausgangsstellung sind. Atmen Sie ein paarmal in Ruhe ein und aus, ehe Sie die Übung wiederholen.

Panikattacken

Manchmal geraten wir in Panik, etwa wenn uns ein schwerer Gang bevorsteht, vor dem wir uns gerne drücken würden, es aber nicht können. Gleiches gilt für Flugangst oder, oder ...

Sind wir im Stressmodus, übernimmt automatisch der Sympathikus des autonomen (vegetativen) Nervensystems die Regie. Er macht unseren Körper entweder bereit zum Kampf oder zur Flucht. Das Herz schlägt schneller, der Blutdruck steigt, die Atmung wird beschleunigt, die Pupillen weiten sich, die Verdauung wird eingestellt. Angst und Panik können auftreten, ungenügende Atmung kann Schwindelgefühle auslösen.

In solchen Situationen kann Ihnen die folgende Übung helfen. Damit beruhigen Sie Ihren Herzschlag und senken den Blutdruck. Die Übung verbessert den Stoffwechsel, stärkt den Kreislauf und verringert darüber hinaus die Muskelanspannung.

Um einen Adrenalinstoß abzubauen, braucht Ihr Körper etwa drei bis fünf Minuten. Die nachfolgende Übung unterstützt ihn dabei, zur normalen Funktion zurückzukehren.

Atemaufzug
Diese Übung können Sie im Stehen oder Sitzen machen. Atmen Sie ohne Anstrengung ein paarmal aus und ein. Dann stellen Sie sich vor, in Ihnen befände sich ein Aufzug. Mit dem Einatem fährt er nach oben bis ins letzte Stockwerk und mit dem Ausatem Stockwerk für Stockwerk wieder nach unten bis ins Erdgeschoss.

Das Erdgeschoss befindet sich dort, wo Sie normalerweise wieder einatmen würden (ohne den Atem zu verlängern). Die Türen gehen auf und wieder zu, und mit dem nächsten Einatem fahren Sie erneut bis zum oberen Stockwerk.

Das machen Sie ein paarmal, um festzustellen: So hoch ist also mein Atemhaus.

Natürlich hat Ihr Atemhaus auch einen Keller. Das nächste Mal, wenn der Aufzug nach unten gleitet, fährt er bis in den Keller. Sie verlängern also Ihren Ausatem ein bisschen, gerade so viel, dass die Bauchmuskeln nicht kontrahieren.

Nur ein bisschen länger dauert die Fahrt nach unten. Die Türen gehen erneut auf und zu, und mit dem nächsten Einatmen erreichen Sie wieder das obere Stockwerk.

Ihr Atemhaus hat übrigens auch eine Tiefgarage. Wenn Sie das nächste Mal ausatmen, fährt der Aufzug bis in die Garage. Sie spüren nun, wie die geraden Bauchmuskeln, die am Schambein ansetzen, sich zusammenziehen. Sie können gerne die Hände auf den Unterbauch legen, um das zu überprüfen.

Jeden Muskel, den Sie anspannen, können Sie auch bewusst entspannen. Tun Sie das! Lassen Sie die Bauchmuskeln los und erlauben Sie sich einen Moment der Atemstille, bevor Sie mit einem einzigen Einatem wieder ins obere Stockwerk fahren.

Jede Panik findet damit ihr Ende.

Konzentrationsschwäche

Wenn wir uns auf eine Tätigkeit oder einen Gedanken konzentrieren, vollbringt unser Gehirn eine geistige Höchstleistung. Sie kostet den Körper zusätzliche Energie und kann daher nur über einen begrenzten Zeitraum aufrechterhalten werden. Dass die Konzentrationsfähigkeit irgendwann abnimmt, ist deshalb ein normaler, natürlicher Prozess. Je höher das erforderliche Maß an Aufmerksamkeit und Konzentration, desto kürzer der Zeitraum, für den das Gehirn geistige Arbeit auf entsprechendem Niveau verrichten kann.

Außerdem gibt es noch eine Menge weiterer Faktoren, die Konzentrationsschwächen verursachen: zu wenig Schlaf, mangelnde Bewegung, eine ablenkende Umgebung.

Gönnen Sie sich, wenn Sie längere Zeit am Computer sitzen oder einen schwierigen Text lesen, regelmäßig kleine Pausen, stehen Sie auf, recken Sie sich und machen Sie eine Atemübung.

Bei Konzentrationsschwäche haben sich die folgenden Übungen bewährt: *Vollatmung* (S. 39 f.), *Gähnen* (S. 29 f.) und *Schwingung durchlassen* (S. 43 f.).

Finden Sie heraus, ob Sie eine Lerche oder eine Nachteule sind. Die Lerche, also der Frühaufsteher, hat ihre beste Zeit vom Moment des Erwachens bis zum Mittag, sie kann sich also in diesem Zeitfenster am besten konzentrieren. Die Nachteule dagegen erbringt ihre besten Leistungen nachmittags und abends. Wenn Sie wissen, zu welchem Typ Sie gehören, dann versuchen Sie nicht länger, zu für Sie unpassenden Zeiten geistig zu arbeiten, sondern nützen jene Phase, in der Ihr Gehirn am besten funktioniert. Leider richtet sich unsere Arbeitswelt nicht nach diesen Erkenntnissen. Die Arbeitszeit ist in den allermeisten Fällen festgelegt. Aber Sie kennen ja einen guten Ausweg, wenn Ihr Gehirn mal wieder streikt: Atemübungen.

In den gegenwärtigen Moment kommen

Häufig sind wir mit den Gedanken überall, nur nicht im gegenwärtigen Moment – bei der verletzenden Bemerkung des Kollegen, bei der Angst vor Krankheiten, bei der Planung der nächsten Urlaubsreise oder beim Grübeln über die Ursache des Computerabsturzes. Um sich in den gegenwärtigen Moment zurückzuholen, ist der Atem ein sehr probates Mittel, wie Sie bereits gelernt haben. Geeignet dafür sind gleich mehrere der hier vorgestellten Übungen, wie zum Beispiel *Einfach atmen* (Seite 22 f.), *Hände öffnen, Hände schließen* (Seite 27 f.), *Schwingen der Arme um den Körper* (Seite 42 f.) sowie *Schwingung durchlassen* (Seite 43 f.).

Selbsthilfe mit dem Atem

Wie Sie im Abschnitt über die Notfallapotheke erfahren haben, können Sie mit dem Atem größere und kleinere Alltagsbeschwerden positiv beeinflussen und häufig sogar zum Verschwinden bringen. In der Regel braucht es nur wenig Zeit und Mühe, um sich schnell Erleichterung zu verschaffen.

Am besten lassen Sie es gar nicht so weit kommen, dass Sie zur Notallapotheke greifen müssen, sondern integrieren die eine oder andere Atemübung in Ihren Tagesablauf, so selbstverständlich wie Zähneputzen oder den Hund ausführen.

Wenn Sie die Übungen regelmäßig für ein paar Minuten praktizieren, werden Sie die Wirkungen bald spüren. Überfordern Sie sich nicht. Fangen Sie lieber erst mal mit einer Übung an, die Ihnen gefällt, und bleiben Sie dabei, statt gleich mehrere auf den Tagesplan zu setzen, für die Sie dann keine Zeit finden, weshalb Sie frustriert damit aufhören.

Wenn Sie es schaffen dabeizubleiben, werden Sie bald ruhiger und ausgeglichener sein. Stress wird Sie nicht mehr so leicht aus dem Gleichgewicht bringen, und Ihr allgemeiner Gesundheitszustand wird sich verbessern.

Doch der Atem kann noch viel tiefgreifendere Veränderungen in Gang setzen. Welche das sind, erfahren Sie im nächsten Kapitel.

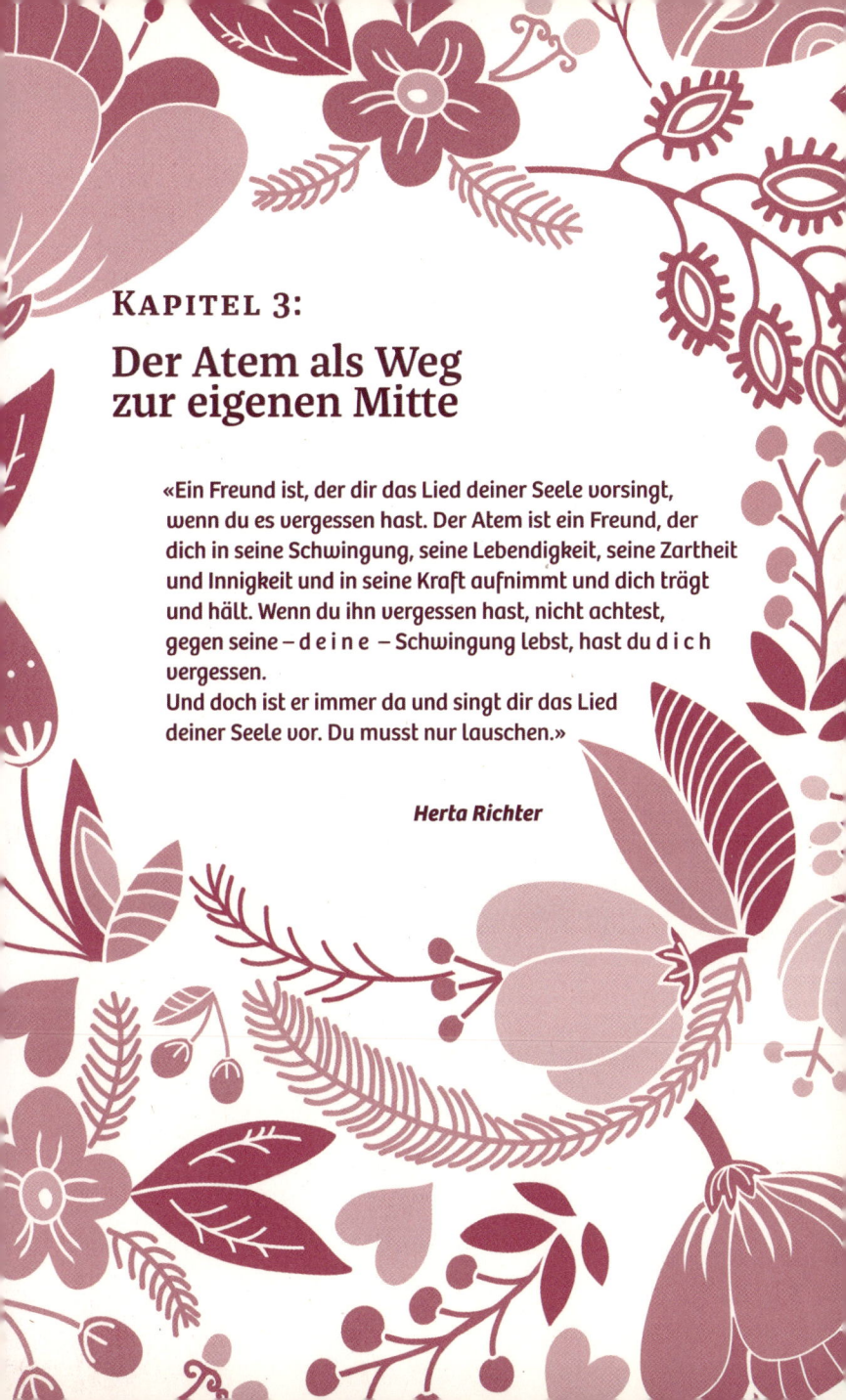

KAPITEL 3:

Der Atem als Weg zur eigenen Mitte

«Ein Freund ist, der dir das Lied deiner Seele vorsingt, wenn du es vergessen hast. Der Atem ist ein Freund, der dich in seine Schwingung, seine Lebendigkeit, seine Zartheit und Innigkeit und in seine Kraft aufnimmt und dich trägt und hält. Wenn du ihn vergessen hast, nicht achtest, gegen seine – d e i n e – Schwingung lebst, hast du d i c h vergessen.
Und doch ist er immer da und singt dir das Lied deiner Seele vor. Du musst nur lauschen.»

Herta Richter

Wie wir uns selbst verlieren

Wenn wir zur Welt kommen, ist unser wahres Wesen noch ziemlich unverstellt (auch wenn wir nicht als unbeschriebenes Blatt geboren werden, wie die Wissenschaft inzwischen herausgefunden hat). In der ersten Zeit müssen wir unsere Umgebung erkunden und lernen, wie man sich verhält. Wir imitieren unsere Eltern und übernehmen ihre Verhaltensweisen. Instinktiv wissen wir, dass wir unsere Eltern brauchen, um zu überleben, deswegen tun wir alles, um ihre Liebe zu bekommen und ihnen zu gefallen.

Vielleicht machen wir die Erfahrung: «Papa liebt mich nur, wenn ich etwas leiste», oder: «Ich muss tapfer sein und darf nicht weinen, denn das macht Mami traurig.» Solche Erfahrungen prägen sich tief ein, bestimmen unsere Handlungen und werden zu unserer zweiten Natur. Sehr häufig übernehmen wir auch die Urteile unserer Eltern über uns: «Du bist zwar nicht sehr intelligent, dafür aber lieb», oder, noch schlimmer: «Aus dir wird nie ein richtiger Mann», «Du bist eine Heulsuse», oder: «Du wirst mal in der Gosse enden.»

Die Glaubenssätze unserer Eltern wie: «Mädchen brauchen keine Ausbildung, sie müssen sich später um die Kinder kümmern», oder: «Ein Mann muss ehrgeizig sein und Karriere machen», oder auch: «Man darf niemandem trauen, sonst wird man ausgenutzt», werden auch zu unseren Glaubenssätzen und beeinflussen unbewusst unser Verhalten.

Genauso wirken die Erwartungen unserer Eltern an uns. Ein Handwerksmeister wünscht sich, dass sein Sohn ebenfalls Handwerker wird, damit er später einmal den Betrieb übernehmen kann. Die Mutter ist Akademikerin und geht selbstverständlich davon aus, dass ihre Tochter studieren wird. Meistens werden diese Erwartungen nicht offen ausgesprochen, sondern auf subtile Art vermittelt. Machtvoll sind sie trotzdem. Also macht der Sohn eine Lehre, wird auch Handwerksmeister und übernimmt den Betrieb. Dabei träumte er davon, Schauspieler zu werden. Aber das geht nicht, er muss schließlich vernünftig sein. Die Tochter der Akademikerin wird Lehrerin am Gymnasium und verdrängt ihren Wunsch, sich als Modedesignerin selbständig zu machen. Schließlich ist die Beamtenpension eine sehr gute Alterssicherung.

Nicht nur unsere Eltern vermitteln uns ihre Vorstellungen, Erwartungen und Glaubenssätze. Unsere Peergroup und die Gesellschaft üben ebenfalls Druck aus. Es ist ein urmenschliches Bedürfnis, dass wir dazugehören wollen. Also richten wir uns in der Schule nach den Klassenkameraden, tragen die Kleider, die gerade angesagt sind, hören die Bands, die gerade populär sind, und lassen uns tätowieren, weil es gerade «in» ist.

Im Berufsleben konkurrieren wir häufig mit den Kollegen, machen Überstunden, weil wir die Karriereleiter emporsteigen oder unseren Job nicht verlieren wollen, und vernachlässigen dabei zwangsläufig unsere Familie. Ganz zu schweigen davon, dass wir keine Zeit mehr für all die Dinge haben, die unserer Seele guttun. Wenn wir abends nach einem anstrengenden Arbeitstag nach Hause kommen, sind wir oft nur noch in der Lage, vor dem Fernseher abzuhängen.

Eine ganz andere Art von massiver Beeinflussung ist uns meistens gar nicht bewusst. Auf höchst raffinierte Art beeinflussen uns die Botschaften der Werbung. Spots und Anzeigen suggerieren uns, wie wir aussehen müssen, um geliebt zu werden, was wir essen sollen, um die perfekte Figur zu halten, welche Kleidung den gesellschaftlichen Erfolg garantiert, welche Dinge uns glücklich machen (angefangen vom Pausensnack bis hin zum neuen Auto oder dem Abenteuerurlaub im brasilianischen Urwald), wie eine Wohnungseinrichtung mit Stil unser Lebensgefühl steigert und mit welcher Frisur wir unweigerlich zum Mittelpunkt jeder Party werden. Mit Slogans wie «Das gönn ich mir», «Für Frauen, die sich trauen, ganz Frau zu sein», «Weil ich es mir wert bin», «Mit XY wird das Leben leicht» oder «Weck den Tiger in dir» werden wir geschickt manipuliert. Die Werbestrategen haben die menschliche Psyche nämlich sehr genau erforscht, um ihre Botschaften in unser Unterbewusstsein sickern zu lassen.

Und so entfernen wir uns mehr und mehr von uns selbst, von unseren Bedürfnissen, besonderen Qualitäten und langgehegten Träumen. Schließlich sind wir Fremde in unserem eigenen Leben. Dafür zahlen wir einen hohen Preis. Denn wenn die Seele leidet, drückt sich das irgendwann in körperlichen Symptomen aus. Diese Erkenntnis ist sehr alt, wurde aber erst in den letzten Jahrzehnten von der klassischen Medizin anerkannt, nachdem sich für viele Krankheiten keine körperlichen Ursachen finden ließen. Wir schlucken Medikamente gegen Magengeschwüre, gehen zum Orthopäden wegen Rückenproblemen und konsumieren Kopfschmerztabletten wie Bonbons. Nur leider hilft nichts davon wirklich.

Aber das kann es auch nicht, denn dazu müssten wir unser Leben ändern, und das scheint bei den vielen Zwängen, die uns im Griff haben, unmöglich.

Wenn wir Glück haben, empfiehlt uns ein Bekannter oder eine Freundin, es doch mal mit Atemtherapie zu versuchen, weil er oder sie gute Erfahrungen damit gemacht hat. Womöglich sind wir sogar mutig genug, den Ratschlag anzunehmen und eine Stunde bei einer Atemtherapeutin oder einem -therapeuten zu buchen.

Eine Klientin, die ihre Mitte finden will

Andrea L., 38 Jahre, arbeitet halbtags in einer Versicherung und hat zwei Kinder (fünf und drei Jahre alt). Ihr Leben ist bestimmt von Haushalt, Teilzeitjob, Einkaufen und der Versorgung der Kinder, die beide in einen nahegelegenen Kindergarten gehen. Sie kam vor circa zwei Jahren zur Atembehandlung in meine Praxis, um wieder «Atem zu schöpfen».

Zu diesem Zeitpunkt war sie stark ausgebrannt und erzählte mir, dass sich durch die Kinder ihr Leben und auch die Beziehung zu ihrem Mann sehr verändert hätten. Die beiden seien Wunschkinder, dennoch habe sie das Gefühl, alles drehe sich nur noch um die Kleinen. Was das bedeute, könne man sich gar nicht ausmalen, bevor man täglich damit zu tun habe. Sie vermisse es, ohne unterbrochen zu werden, einen Gedanken zu Ende zu denken. Wenn die Kinder krank seien, müsse sie einen Notfallplan erstellen, damit sie trotzdem arbeiten gehen könne, was ungeheuer stressig sei. Obwohl sie im Krankheitsfall der Kinder einen Anspruch auf freie Tage habe, sehe der Arbeitgeber das nicht gern. Da beide Großeltern nicht in der Nähe wohnten, könnten sie nicht einspringen. Deshalb gehe, um die kranken Kinder zu versorgen, so mancher Urlaubstag verloren, der später für den Familienurlaub fehle.

Andrea L. hetzte von Termin zu Termin, und wenn am Abend endlich die Kinder im Bett waren, war sie so fertig, dass sie nicht mehr reden wollte, sondern nur noch vor dem Fernseher lag. Sie beneidete ihren Mann, dessen Leben sich im Gegensatz zu ihrem kaum verändert hatte. Er könne seine Tage ungehindert verleben und freue sich zwar auf die Kinder und seine Frau am Abend, sei aber regelmäßig enttäuscht darüber, wie genervt sie sei.

Daher hatte sie den Entschluss gefasst, ihre Situation zu ändern, und sei auf die Idee gekommen, es mit Atemtherapie zu versuchen.

Ich schlug vor, sie erst einmal zu massieren, weil ich befürchtete, dass sie beim subtilen Miteinander einer Atembehandlung sofort einschlafen würde. Die Atemmassage ist eine kräftigende Ansprache an den Körper und eignet sich besonders dazu, Verspannungen aufzulösen. Ihr Atem reagierte gut auf die Massage und wurde bald tiefer. Die Spannungen im Brustkorb lösten sich, und der Atem wurde freier. Sie war nach der ersten Atemmassage geradezu euphorisiert und wollte sofort einen Termin für die nächste Behandlung ausmachen.

Ich schlug ihr vor, die Atemgruppe auszuprobieren, und lud sie ein, in die gerade neu beginnende Gruppe unverbindlich hineinzuschnuppern. Davon profitiere sie möglicherweise viel mehr. Sie würde die Wirkung diverser Atemübungen am eigenen Leib erfahren und könne diese später auch zu Hause machen, vielleicht sogar mit den Kindern.

Andrea L. nahm das Angebot dankbar an. In der ersten Stunde übten wir im Liegen. Es war eine Herausforderung für sie, dabei nicht einzuschlafen, sondern präsent zu bleiben, was ihr nicht durchgängig gelang. Dennoch fühlte sie sich hinterher erfrischt und war erstaunt darüber, wie differenziert die anderen Gruppenteilnehmer über ihre inneren Erfahrungen berichteten. Sie genoss es erst einmal sehr, dass sich ihre Gedanken in den Atemstunden immer mehr beruhigten. Jedes Mal war sie erstaunt, wie schnell die Zeit vergangen war.

Zu Beginn fiel es ihr schwer, auf dem Hocker zu sitzen und zu üben. Sie spürte, dass ihr der innere Halt fehlte. Mit der Zeit fand sie heraus, dass Füße sich verwurzeln und Halt geben können, und es gelang ihr, das eine oder andere in den Alltag zu übernehmen.

Sie entdeckte auch ihr Becken neu. Viele Frauen ziehen

sich bei zu viel Stress und Überforderung aus dem Unterleib zurück. Das führt unter anderem dazu, dass sie weniger Lust auf Sex haben oder ihn oft nur passiv über sich ergehen lassen, was langfristig Beziehungsprobleme auslöst. Viele junge Mütter kennen das. Die Lebendigkeit des Beckens wiederzuentdecken bedeutet, sich selbst wieder mit diesen vitalen Kräften zu verbinden. Diese Vitalität ist nicht nur mit der Kraft der Erotik gleichzusetzen. Alle kreativen Prozesse brauchen das, wenn sie auf die Erde kommen wollen. Die Wiederentdeckung des Beckens nahm zugleich die niederdrückende Last von ihren Schultern, und sie fühlte wieder das Vertrauen, ihr Leben meistern zu können.

Dass sie nach innen spürte und sich ihre Bedürfnisse bewusst machte, führte allerdings auch dazu, dass sie sich von ihrem Mann alle sechs Wochen ein freies Wochenende wünschte, um es nach eigenen Wünschen zu gestalten. Außerdem zweigten die beiden Geld für einen Babysitter ab. Das schmälerte zwar die Urlaubskasse, ermöglichte aber mehr gemeinsam verbrachte Zeit. Dadurch wurde die Beziehung wieder sehr viel lebendiger und freudvoller.

In der Atemgruppe begriff Andrea L. immer besser, dass es nicht nur darum geht, auf die innere Stimme zu hören, sondern auch darum, die neugewonnenen Einsichten im Alltag umzusetzen. Ihr wurde zunehmend klar, dass all die Eindrücke, die täglich auf sie einstürmten, in ihr eine innere Unruhe und kaum zu beherrschende Nervosität hinterließen. Dazu gehörten enggesetzte Termine ebenso wie rücksichtslose Verhaltensweisen, deren Zeugin sie wurde oder die sie selbst betrafen. Sie versuchte, verletzende Worte, die sie früher in der Hektik des Alltags unüberlegt geäußert hatte und die sie hinterher beschämten und belasteten, zu vermeiden.

Inzwischen liest sie am Abend lieber ein Buch, hört bewusst Musik und trinkt dabei einen Tee, statt sich im Fernsehen einen nervenaufreibenden Film anzusehen. Das wöchentliche Innehalten in der Atemgruppe hat ihr dabei geholfen, die Dinge neu zu ordnen und wieder mit sich selbst in Kontakt zu kommen. Mehrfach am Tag hält sie kurz inne und fragt sich: «Wie bin ich denn jetzt gerade da? JETZT!»

Andrea L. gesteht, dass sie in diesen Momenten nicht immer ihre Mitte spürt, aber wenn sie ein paarmal tief in den Unterleib atme, helfe ihr die Übung, wieder bei sich anzukommen – und das sei mehr, als sie von der Atemtherapie erwartet habe.

Diese inneren Veränderungen waren wie ein Samen, der in ihr heranwuchs und auch im Außen zu tiefgreifenden Veränderungen führte. Kann der Samen wissen, wie groß der Baum wird, der aus ihm wächst?

Die Atemgruppe ist ein fester Bestandteil ihres Lebens geworden, und diese Zeit gehört ausschließlich ihr. In die Einzelbehandlung kommt Andrea L. nur noch dann, wenn sie zusätzliche Unterstützung braucht.

Nach Hause kommen

Andrea L. ist nur einer von vielen Menschen, die in meine Praxis kamen, weil sie unter körperlichen oder / und seelischen Beschwerden litten. Sie alle stellten nach einiger Zeit erstaunt fest, dass nicht nur die Symptome nachließen oder sogar verschwanden, sondern dass sie mehr auf ihren Körper hörten, ihre Bedürfnisse nicht länger unterdrückten und neuen Lebensmut entwickelten. Manchmal änderten sie sogar ihr Leben, weil sie sich in ihrer bisherigen Situation eingesperrt und gelähmt fühlten.

Im Rahmen einer Untersuchung der Arbeitsgemeinschaft für Atempflege (www.bvatem.de) über die Wirkungen der Atemtherapie wurden 40 Klienten befragt, unter anderem darüber, wie sie Atemtherapie erlebten. Die Antworten gehen alle in die gleiche Richtung:

«Atemtherapie ist eine wunderbare Möglichkeit, sein Leben langfristig zu bereichern.»
«Sie lässt maximale Freiheit und viel Raum für Selbsterfahrung.»
«Die Atemtherapie unterstützt mich darin, meine Mitte zu finden.»
«Über den Atem mache ich mir meinen Körper bewusst, ich werde mir meines Selbst bewusst und stärke damit mein Selbstbewusstsein.»
«Ich spüre zunehmend die Möglichkeiten meiner Selbstheilungskräfte.»

«Die Atemtherapie hat mich aus dem Chaos herausgeführt, und ich habe zu mir selbst gefunden.»

«Die Atemtherapie hat einen großen Einfluss auf meine Persönlichkeit. Ich bin ruhiger, gelassener, selbstbewusster, zufriedener und glücklicher geworden.»

«Durch die Atemarbeit habe ich die Kraft und den Mut bekommen, mich so zu zeigen, wie ich bin.»

Diese Aussagen demonstrieren, welche tiefgreifenden Wirkungen die Atemtherapie auf die Persönlichkeit haben kann. Natürlich werden Sie durch ein paar Atemübungen nicht gleich ein neuer Mensch. Der einschneidende Prozess einer persönlichen Veränderung braucht Zeit und sicher auch die Begleitung eines Atemtherapeuten.

Aber das bedeutet nicht, dass Sie selbst mit kleinen Schritten nicht eine Menge in Bewegung bringen können. Allein indem Sie bewusst auf Ihren Atem achten und regelmäßig Atemübungen machen, werden Sie mit der Zeit ruhiger, gelassener und sensibler.

Indem Sie ein besseres Körpergefühl entwickeln, nehmen Sie die Signale und Bedürfnisse des Körpers stärker wahr. Sie werden sich besser ernähren, weil sie spüren, was Ihnen guttut und was nicht. Ich habe einen Freund, der schlank ist und seit über 30 Jahren das gleiche Gewicht hat. Dabei isst er leidenschaftlich gern und kümmert sich kein bisschen um irgendwelche Ernährungsvorschriften, seien sie nun wissenschaftlich abgesichert oder nicht. Er hört einfach auf seinen Körper und weiß genau, ob er heute ein großes Stück Schokolade essen darf, ob er besser keine Paprika in die Gemüse-pfanne tun oder lieber auf das Glas Wein verzichten sollte. Er behauptet, er brauche dazu überhaupt keine Willenskraft, weil es sich einfach nicht gut anfühle, etwas zu sich zu nehmen, was der Körper gerade nicht wolle. Einen Tag später könne das völlig anders sein.

Sie werden durch die Übungen nicht nur sensibler für Ihren Körper, sondern auch für Ihre Seele. Viele meiner Klienten berichten, dass sie inzwischen klarer erkennen, was sie möch-ten und was nicht. Sie können eher nein sagen, haben den Mut gefunden, Neues auszuprobieren, können sich einerseits besser abgrenzen und sind andererseits offener geworden. Sie spüren mehr Lebensfreude und lassen sich durch schwierige Situationen sowie auftretende Probleme nicht mehr so leicht aus ihrer Mitte bringen. Sie bewohnen ihren Körper wieder und sind bei sich angekommen. Das verleiht ihnen eine völlig neue Sicherheit im Leben.

Die erstaunlichste Auswirkung der Atemtherapie ist für mich, dass die Menschen wieder Zugang zu ihrer Intuition bekommen. Wir alle sind intuitiv, die meisten von uns haben diese Fähigkeit nur verloren. Das liegt daran, dass in unserer Kultur der Verstand zu sehr betont und deswegen alles, was sich nicht logisch begründen lässt, vorschnell abgetan wird. Außerdem leben wir in hektischen Zeiten, in denen kaum einer zur Ruhe kommt. Die Stimme der Intuition ist sehr leise und kann sich gegen den äußeren Lärm der auf uns ein-stürmenden Reize und den inneren Lärm unseres ständigen Gedankenkarussells nicht durchsetzen. Erst wenn wir, indem wir bewusst auf unseren Atem achten, ruhig werden und die feinen Signale unseres Körpers wahrnehmen, öffnen wir die Tür zu unserer Intuition. Diese ist häufig ein Bauchgefühl und nicht immer eine innere Stimme, die uns sagt, was wir tun sollen. Je feiner unsere Wahrnehmung für unseren Körper wird, desto deutlicher hören wir die Stimme der Intuition.

Allerdings erfordert es Mut und Vertrauen, nach der Intuition zu handeln, vor allem wenn der Verstand tausend Gründe vorbringt, warum das alles völlig falsch ist und uns ins Unglück rennen lässt. Je mehr Sie in Ihre Mitte kommen, desto größer werden Ihr Selbstvertrauen – und damit Ihr Vertrauen in Ihre Intuition – und Ihr Mut, ungewohnte Dinge auszuprobieren. Völlig neue Horizonte werden sich Ihnen eröffnen.

Den Weg zur eigenen Mitte frei räumen

Im Grunde eignen sich fast alle bereits vorgestellten Übungen dazu, wenn Sie sie für eine gewisse Zeit regelmäßig praktizieren, in die eigene Mitte zurückfinden, denn sie alle machen Sie wacher, aufmerksamer und sensibler für sich selbst. Wahrscheinlich werden die Menschen um Sie herum Ihre Veränderungen eher bemerken als Sie. Aber das ist hoffentlich ein guter Ansporn dranzubleiben.

Ich möchte Ihnen im Folgenden vier Übungen vorstellen, die Ihnen ermöglichen, mit Ihrer eigenen Mitte in Kontakt zu kommen. Dafür sollten Sie sich ein wenig mehr Zeit nehmen als für die bisherigen Atemübungen, damit Sie besser nachspüren können, was sie in Ihnen bewirkt haben.

Drei liegende Achten

Setzen Sie sich auf das vordere Drittel eines Stuhls und verlagern Sie Ihr Gewicht auf eine Seite, an den äußeren Rand eines Sitzbeinhöckers. Dann lassen Sie sich langsam nach hinten zum Kreuzbein gleiten, bewegen sich in der Form einer horizontal liegenden Acht (dem Zeichen für Unendlichkeit) wieder nach vorne und umkreisen den anderen Sitzbeinhöcker. Immer wieder schwingen Sie in diese liegende Acht, zwei Kreise, ein rechter und ein linker, die sich in der Mitte überschneiden.

Lassen Sie sich Zeit, um sich achtsam auf diese Acht einzulassen, und spüren Sie, wie sich Ihr Atem mit der Bewegung verbindet. Beobachten Sie, ob der rechte Kreis dem linken gleicht. Ist er größer, eckiger oder anders? Und wenn ja, wie anders?

Wenn Ihnen die Acht nach einer Weile vertraut geworden ist, legen Sie Ihren inneren Fokus auf den Übergang, also genau dahin, wo der eine Kreis in den anderen übergeht.

Wie stellt sich Ihr Atem auf diese Bewegung ein? Wann atmen Sie ein? Wann atmen Sie aus? Seien Sie acht-sam! Achten Sie auf alles, was Ihnen dabei begegnet.

Nachdem Sie die Übung beendet haben, spüren Sie noch eine Weile in die Kreismitte.

Wiederholen Sie nun die Übung der liegenden Acht mit den untersten Rippen des Brustkorbs. Kreisen Sie auch diesmal voller Achtsamkeit, bis sich die Bewegung für Sie vertraut anfühlt. Richten Sie dann Ihren Fokus auf den Übergang von einem Kreis zum anderen.

Wo und wie ist die Mitte erfahrbar?

Irgendwann wird sich die Bewegung automatisch auf die Fußsohlen übertragen und im Becken sowie in den Schultern spürbar sein, trotzdem bleibt Ihr Fokus die ganze Zeit über bei den unteren Rippen. Wenn Sie aufhören, dann spüren Sie auch hier noch ein wenig in diese mittlere Mitte, dort, wo sich die beiden Kreise überschnitten haben. Vielleicht legen Sie sogar für einen Moment die Hände an die Stelle, um die mittlere Mitte besser zu spüren.

Wiederholen Sie die Übung nun mit dem Schultergürtel und beschreiben Sie die liegende Acht mit beiden Schultern. Zwei Kreise, die sich auch hier an einem bestimmten Punkt überschneiden. Lassen Sie sich Zeit und erspüren Sie nach einer Weile die obere Mitte.

Nachdem Sie zur Ruhe gekommen sind, spüren Sie im Inneren vielleicht noch die drei Mitten, jene untere der Sitzbeinhöcker, jene mittlere der unteren Rippen sowie die obere des Schultergürtels. Befinden sie sich übereinander? Sind Sie im Lot?

Sie können nun Ihre Hände behutsam abwechselnd auf eine dieser Mitten legen, alternativ lassen Sie die Hände mit ein wenig Abstand zum Körper den Raum zu dieser Mitte erspüren.

Lassen Sie sich atmen, vielleicht entsteht dabei noch mehr Mittenraum.

Eine weitere gute Übung, um die eigene Mitte zu spüren, ist auch *der Kurzurlaub im Alltag* (Seite 51 f.).

Wahrnehmung der Hände

Über unsere Hände kommen wir in Kontakt mit der Welt und gestalten Sie. Idealerweise fließt das, was wir im Kopf planen und was uns im Herzen bewegt, in unsere Handlungen ein. Deswegen sind unsere Hände von sehr großer Bedeutung und verdienen unsere Aufmerksamkeit.

Sie sitzen bequem angelehnt, die Füße haben Kontakt zum Boden. Atmen Sie ein paarmal tief ein und aus, um sich zu konzentrieren, und richten Sie dann Ihre Aufmerksamkeit auf Ihre Hände. Betrachten Sie sie in Ruhe und lassen Sie Größe, Form und Farbe auf sich wirken. Dann beginnen Ihre Hände, sich gegenseitig auszustreichen und sich zu spüren, wozu Sie Ihren Sehsinn nicht mehr brauchen. Mit geschlossenen Augen wird die Wahrnehmung intensiver.

Sind Ihnen Ihre Hände vertraut, gar angenehm? Was mögen Sie an ihnen? Was hätten Sie gerne anders? Nehmen Sie die Wärme oder Kühle wahr, die trockene oder feuchte Haut, die Muskeln, Knoten, Verdickungen und Narben?

Ihre Hände erzählen eine einmalige Geschichte. Machen Sie sich wieder mit ihnen und damit mit Ihrem eigenen Leben vertraut.

Die eine trage der anderen Last

Lassen Sie beide Hände ineinander zur Ruhe kommen. Gehen Sie dann dazu über, dass die eine Hand die andere trägt. Einmal ruht die rechte Hand in der linken und gibt ihr Gewicht ganz ab, dann trägt die rechte Hand die linke. Wechseln Sie einige Male hin und her.

Welche Haltung ist Ihnen vertrauter? Wie fühlt sich jeweils die tragende Hand? Gibt es eine Seite, die lieber trägt? Kann eine Hand schwerer loslassen und ihr Gewicht schlechter abgeben als die andere? Was auch immer Sie wahrnehmen, es gehört zu Ihnen, zu Ihrer Art, handelnd in der Welt zu stehen.

Die beiden Hände-Übungen hat mir freundlicherweise Gabi Engert-Timmermann zur Verfügung gestellt.

Pendeln im Sitzen

Dies ist eine Übung, bei der Sie sehr gut spüren können, wie es um Ihre eigene Mitte bestellt ist.

Setzen Sie sich auf einen Hocker, der Rücken gerade, die Füße fest auf dem Boden. Verlagern Sie nun Ihr ganzes Gewicht auf einen der beiden Sitzbeinhöcker. Die Wirbelsäule – ja auch die Halswirbelsäule – geht mit, der Kopf neigt sich zur Seite. Nach einer Weile pendeln Sie über die Mitte zur anderen Seite. Es ist ein Weg von einer Seite zur anderen über die Mitte.

Stellen Sie sich nun vor, Sie sitzen in einem Kreis von Menschen, die Sie gerne mögen. Alle verlagern Ihr Gewicht von einer Seite zur anderen. Immer wieder teilen Sie also einen gemeinsamen Seitenraum mit einer Nachbarin oder einem Nachbarn. Sie neigen sich ihr oder ihm zu, und der andere tut es Ihnen gleich. Vielleicht neigen sie sich auch zu Ihrem Nachbarn oder Ihrer Nachbarin, aber der oder die bewegt sich von Ihnen weg. Nehmen Sie dieses Szenario in Ihre Vorstellung auf und spüren Sie in diesen Raum hinein. Wen haben Sie neben sich platziert? Wen links? Wen rechts? Hat das eine Bedeutung?

Bewegen Sie sich immer wieder von einer Seite über die Mitte zur anderen. Vielleicht merken Sie, dass Sie längst den Halt verloren haben und darum ringen, auf dem Hocker zu bleiben, während Sie sich dem rechten oder linken Nachbarn zuneigen? Spüren Sie gut hin zu Ihrer Mitte, zur Mitte des Weges. Wo spüren Sie Halt? Fragen Sie sich: Wie weit darf ich mich meinem Nächsten zuneigen, ohne mich zu verlieren? Ohne meinen Halt zu verlieren?

Können Sie diese Bilder in Ihr Leben übertragen? Fragen Sie sich weiter: Lehne ich mich viel zu weit aus mir heraus? Verliere ich mich, wenn ich dem anderen nah sein will? Gebe ich häufig mehr, als ich nehme? Könnte das auch damit zu tun haben, dass ich zu wenig spüre, wo meine Mitte ist, die mir Halt gibt?

Wenn Sie mit Ihrer Mitte verbunden sind, verlieren Sie nie den inneren Halt. Kehren Sie immer wieder an diesen inneren Ort zurück. Im Laufe der Zeit wird er für Sie fühlbarer und wirklicher werden.

Natürlich lässt sich diese Übung auch im Stehen machen.

Wie geht es weiter?

Ich kann Sie nur ermuntern, die beschriebenen Übungen für eine Weile zu machen und sich so auf eine spannende Reise in Ihr Inneres zu begeben. Wahrscheinlich entdecken Sie völlig neue Seiten an sich oder stellen überrascht fest, dass bestimmte eingefahrene Verhaltensweisen gar nicht Ihre eigenen sind, sondern dass Sie sie von wem auch immer übernommen haben und daher unbeschadet ablegen können.

Vielleicht ist es für Sie aber auch zu schwierig, sich allein auf diese Reise zu begeben. Dann holen Sie sich Unterstützung von einem Atemtherapeuten oder einer -therapeutin. Sie können sich auch einer Atemgruppe anschließen. Recherchieren Sie im Internet, ob es in Ihrer Umgebung solche Gruppen gibt. Es hilft und motiviert ungemein, wenn man miterlebt, wie sich andere verändern, oder wenn man von anderen die Rückmeldung bekommt, dass man sich selbst verändert hat.

Gute Reise!

KAPITEL 4

Der Atem als Weg
in andere Dimensionen

«Der Atem ist vielleicht das tiefste Geheimnis
in unserem Leben.»

Reshad Feild

Nachdem Sie in diesem Buch bis hierhin gekommen sind, haben Sie bereits einen langen Weg zurückgelegt.

Wenn Sie auch nur einige der im Kapitel «Der Atem als Freund» vorgestellten Übungen ausprobiert haben, sind Sie sich Ihres Atems besser bewusst geworden. Sie haben womöglich in stressigen Situationen kurz innegehalten, sich mit Hilfe Ihres Atems zentriert und so erfahren, wie machtvoll er sein kann. Vielleicht haben Sie sogar, indem Sie regelmäßig auf den Atem geachtet haben, Ihren ganz eigenen Atemrhythmus gefunden. Das ist im Grund das Hauptanliegen dieses Buches. Wir haben alle unseren individuellen Atemfluss, der bei den meisten Menschen verloren gegangen ist und neu entdeckt werden muss.

Noch einmal: Haben Sie Geduld mit sich, betrachten Sie die Atemübungen nicht als lästiges Pflichtprogramm, sondern als Experimentierfeld, das Ihnen neue Einsichten und Erfahrungen vermittelt. Diese können Sie dazu anregen, weitere Entdeckungen zu machen.

Im Kapitel «Der Atem als Heiler» haben Sie erfahren, bei wie vielen alltäglichen Beschwerden der Atem eine große

Hilfe sein und Erleichterung bringen kann. Auch hier kann ich Sie nur ermuntern, verschiedene Übungen auszuprobieren und eigene Erfahrungen zu machen. Der Aufwand ist nicht groß. Schaden tut es nicht, schlimmstenfalls erzielen Sie keine Wirkung (was ich nicht glaube), und die Chancen stehen nicht schlecht, dass sich etwas verbessert. Ein Versuch lohnt sich immer.

Damit hat sich das Bild vom Atem durch einen weiteren Aspekt erweitert. Er versorgt nicht nur unseren Körper mit Sauerstoff und ist fähig, Stress und negative Gefühle zu neutralisieren, sondern er vermag auch körperliche Beschwerden zu lindern.

Doch das ist noch längst nicht alles, was der Atem kann. Wie Sie im Kapitel «Der Atem als Weg zur eigenen Mitte» gelesen haben, kann Ihnen der Atem sogar dabei helfen, sich in Ihrem Körper zu Hause zu fühlen, Ihre Mitte wiederzufinden, Ihrem Herzen Raum zu geben und Ihre Intuition zu stärken. Das ist ein langsamer Prozess, der Zeit und Geduld erfordert, aber für alle meine Klienten, die sich darauf eingelassen haben, hat sich an vielen Stellen die Einstellung zum Leben geändert, und sie haben an innerer Zufriedenheit und Ausgeglichenheit gewonnen. Es ist ganz von selbst so gekommen, sagen sie, erst im Rückblick und durch Rückmeldungen von anderen sei Ihnen die Veränderung bewusst geworden.

Es kommt sogar noch eine Dimension des Atems hinzu: In Verbindung mit spirituellen Praktiken wie Meditation kann er Sie in einen Bereich führen, der weit über Sie hinausgeht. Wie Sie diese Dimension nennen – ob Tao, DAS, Schöpfergott, absolute Wahrheit, das Eine –, spielt keine Rolle. Die Weisen aller spirituellen Traditionen sind sich darüber einig, dass es einen Urgrund des Seins gibt, aus dem alles hervorgegangen ist. Seine Existenz lässt sich zwar nicht beweisen, obwohl inzwischen einige Quantenphysiker gar nicht mehr so sicher sind, dafür aber erfahren. Der Atem ist einer der Wege, die dorthin führen.

Der Atem in den östlichen Traditionen

Hinduismus

Bereits in den älteren Upanishaden (circa 700 v. Chr.) werden Atemübungen erwähnt. Doch der klassische Yoga-Text, der noch heute als Standardwerk gilt, das Yoga-Sutra, wurde von Patanjali verfasst, der wahrscheinlich im zweiten Jahrhundert v. Chr. gelebt hat. Es handelt sich um einen Leitfaden zur Entwicklung des Menschen bis hin zur Erleuchtung.

Yoga hat in den letzten Jahrzehnten den Westen erobert. Fast jedes Fitnessstudio und die meisten Sportvereine bieten Yoga-Kurse an, als Alternative zu Gymnastik und anderen körperlichen Übungen. Dabei ist in Vergessenheit geraten, dass die Asanas, die verschiedenen Körperstellungen, nur eine Stufe des Hatha-Yoga sind. Yoga ist ein Weg zur Höherentwicklung des ganzen Menschen und zielt nicht nur darauf ab, einen gesunden Körper zu haben.

Eine zentrale Rolle spielt dabei der Atem. Im Yoga ist eine

ganze Wissenschaft des Atems entwickelt worden, das Pranayama. Wenn Sie schon einmal Yoga-Unterricht bei einem guten Lehrer hatten, dann wissen Sie, dass die einzelnen Bewegungen mit dem Atem koordiniert werden, damit sie ihre volle Wirkung entfalten können. Das Pranayama umfasst viele einfache und komplexe Atemübungen, die nur mit einem erfahrenen Lehrer geübt werden sollten, weil sie sonst Schaden anrichten können. Indische Yogis, die lange Pranayama und andere Yoga-Techniken geübt haben, verfügen über schier unglaubliche Fähigkeiten, wenn es darum geht, die Körperfunktionen zu beherrschen.

Vielleicht haben Sie auch schon Berichte über Yogis gelesen, die zwei Tage begraben waren und am dritten Tag völlig unversehrt ans Licht geholt wurden. Solche Fähigkeiten zu erlangen erfordert ein langes Training und ist für den normalen Menschen kaum erstrebenswert. Aber es zeigt, wie groß die Macht des Atems in Verbindung mit der geistigen Konzentration ist.

Tibetischer Buddhismus

Im tibetischen Buddhismus ist aus dem vedischen Yoga eine eigene Art entstanden, in der die Beherrschung des Atems ebenfalls eine wesentliche Rolle spielt. Seit Jahrhunderten benutzen die großen tibetischen Yogis raffinierte Atemtechniken, die sie mit Konzentrations- und Körperübungen verbinden, um ihr Bewusstsein und ihren Körper vollständig zu beherrschen.

Im Westen erregte die Technik des Tummo besondere Aufmerksamkeit. Geschulte tibetische Mönche können feuchte Leinentücher, die ihnen auf den Bauch gelegt werden, durch eine willentlich erhöhte Körpertemperatur trocknen. Diese Fähigkeit ist mehrfach von westlichen Wissenschaftlern untersucht und bestätigt worden. In den Experimenten hat man bei den Probanden eine Erhöhung der Körpertemperatur von bis zu acht Grad Celsius gemessen.

Selbstverständlich ist auch im tibetischen Buddhismus die Vervollkommnung des Menschen das Ziel und nicht körperliche Extremleistungen. Dabei spielt der Atem eine entscheidende Rolle.

Der Sufi-Lehrer Reshad Feild erzählt in seinem Buch «Das atmende Leben», wie er sich in jungen Jahren für ein Retreat in einem Kloster des tibetischen Buddhismus angemeldet hat und voller Erwartungen war, welche tiefen spirituellen Wahrheiten man ihm hier vermitteln würde. Als er endlich ein persönliches Gespräch mit dem Lama hatte, erwiderte der auf seine vielen Fragen nur: «Atmen Sie ein, atmen Sie aus. Heute anfangen. Sechs Stunden bitte.»

In der folgenden Woche wurde das tägliche Atempensum auf acht Stunden erhöht und in der folgenden Woche noch einmal. Reshad Feild beschreibt, wie er, indem er intensiv atmete, die in ihm aufsteigenden alten Vorstellungen, Ängste und Schuldgefühle bearbeitete und sie schließlich verschwanden. Dadurch entstand ein Bewusstsein für den gegenwärtigen Moment, und ein wirkliches Begreifen blitzte auf.

Das zeigt, dass keine komplizierten Atemübungen notwendig sind, es reicht vielmehr, bewusst zu atmen und durch-zuhalten, um zu tiefen Einsichten zu gelangen.

Taoismus und chinesischer Buddhismus

Der älteste chinesische Text über Atemtechnik stammt aus dem sechsten Jahrhundert v. Chr. und steht auf zwölf Jade-Täfelchen. Das klassische Werk zur chinesischen Medizin, «Die innere Heilkunde des Gelben Kaisers», das Neijing, wahrscheinlich um 20 v. Chr. verfasst, enthält viele früher entstandene Texte sowie die Grundlagen der Atemübungen.

Auch im Taoismus, einer Philosophie, die sich in China zwischen dem dritten und vierten Jahrhundert unserer Zeitrechnung entwickelt hat, finden sich Atemtechniken zur umfassenden Weiterentwicklung des Menschen.

Um 500 n. Chr. kam der Buddhismus mit Bodhidharma, einem bedeutenden Lehrer des indischen Buddhismus, nach China und übte großen Einfluss auf die chinesische Kultur aus. Auch er setzte Atem- und Konzentrationsübungen ein, um die Mönche zu schulen. Die von ihm entwickelten Übungen wurden zuerst im Shaolin-Kloster angewandt, das als Ursprungsstätte des chinesischen Kampfkunststils Shaolin Kung-Fu gilt.

Vermutlich haben Sie die Fähigkeiten dieser Kämpfer schon mal in einigen Fernsehserien und Filmen bewundert. Selbst wenn man manches als filmische Übertreibung ansehen muss, so verfügen die wahren Shaolin-Mönche über Fähigkeiten, die einem unglaublich erscheinen. Es wird Sie nicht überraschen, dass beim Shaolin-Training die richtige Atemtechnik in Verbindung mit Konzentration die Grundlage für die außergewöhnlichen Fähigkeiten der Mönche bildet.

Die Macht des Atems

Warum dieser Ausflug in die Philosophiegeschichte? Ich wollte Ihnen zeigen, dass die Menschen schon sehr früh die große Macht des Atems erfahren und genutzt haben, und zwar unabhängig von der jeweiligen Kultur. Zusammen mit der Kraft des Geistes besitzt der Mensch damit ein mächtiges Instrument, das jedoch lange Zeit in Vergessenheit geraten war.

Erst in den letzten Jahren ist der Atem wieder mehr ins Zentrum der Aufmerksamkeit gerückt. Das liegt daran, dass immer mehr Menschen Meditation praktizieren und dabei häufig den Atem als Meditationsobjekt nehmen, das heißt, man konzentriert sich auf die einzelnen Atemzüge. Genau das haben Sie in den ersten Übungen zum Kennenlernen des Atems bereits gemacht.

Zum anderen erfreuen sich Achtsamkeitskurse immer größerer Beliebtheit. Dass Mindfulness in der westlichen Medizin so beliebt geworden ist, liegt an Jon Kabat-Zinn. Der mittlerweile emeritierte Professor der University of Massachusetts Medical School in Worcester verband Elemente aus dem Buddhismus mit der westlichen Naturwissenschaft, um kranken Menschen zu helfen. Heute werden Achtsamkeitsübungen in vielen Kliniken eingesetzt und haben sich als Heilmittel bei Stress, Depressionen, Angststörungen und Schmerzen bewährt. Im Wesentlichen geht es dabei darum, im gegenwärtigen Moment zu leben, wozu man die ständig um Vergangenheit und Zukunft kreisenden Gedanken loslassen muss. Wie gelingt uns das am ehesten? Indem wir unsere Aufmerksamkeit auf den Atem richten. Wenn das Achtsamkeitstraining auch noch einige andere Techniken umfasst, so ist diese doch die zentralste. Und auch die ehrwürdigste, denn die buddhistischen Mönche praktizieren sie schon seit langem.

Die Wirkung von Meditation

In den letzten Jahren hat sich die Forschung immer mehr mit den positiven Wirkungen von Meditation beschäftigt. Die Ergebnisse sind in der Tat beeindruckend. Die psychische und die körperliche Gesundheit sind eng miteinander verbunden. Leiden wir unter Stress – und unser Alltag ist voll davon –, verursacht das körperliche Krankheiten und psychische Probleme.

Wissenschaftler konnten nachweisen, dass Meditation schon nach wenigen Stunden Übung einen spürbaren Effekt auf die Psyche hat. Wir sind weniger stressanfällig und erfahren ein Gefühl von innerer Ruhe und Gelassenheit. Das wiederum bewirkt einen niedrigeren Blutdruck, reduziert den Cortisolspiegel (das Stresshormon), stärkt das Immunsystem, fördert besseren Schlaf, vermindert das Schmerzempfinden und verringert Migräneattacken. Wissenschaftler fanden außerdem heraus, dass bei Menschen, die regelmäßig meditieren, die Substanz der Amygdala, die für Stresserleben und Angst zuständig ist, geringer wurde. Das bedeutet, Meditierende sind weniger anfällig für Angstattacken und können mit Stress besser umgehen.

Es gibt sogar noch einen erstaunlichen Effekt: Meditieren verlangsamt den Alterungsprozess des Gehirns entscheidend. Meditation kann sogar das Leben verlängern, was mit den Telomeren zusammenhängt. Sie sitzen an den Enden unserer Chromosome und verkürzen sich im Laufe des Lebens. Je kürzer die Telomere sind, desto höher ist die Wahrscheinlichkeit, an altersbedingten Krankheiten zu leiden und früher zu sterben. Deswegen wird seit einiger Zeit auch der Einfluss von Meditation auf die Länge der Telomere untersucht. Das Ergebnis: Meditation hemmt die Telomerverkürzung und zögert so den natürlichen Alterungsprozess hinaus.

Alle diese wissenschaftlich erwiesenen Fakten sollten Sie dazu ermuntern, regelmäßig zu meditieren. Dazu müssen Sie noch nicht einmal etwas Neues lernen. Schließlich besteht eine der grundlegendsten Meditationstechniken wie erwähnt darin, auf den Atem zu achten. Und das haben Sie bereits praktiziert. Wenn nicht, dann sollten Sie bei so vielen guten Gründen auf der Stelle damit anfangen.

Meditationsanleitung

Vorbereitung

Nehmen Sie sich eine Viertelstunde Zeit, in der Sie nicht gestört werden. Setzen Sie sich auf einen Stuhl, ein Meditationskissen oder im Schneidersitz auf eine weiche Decke auf dem Boden. Die Sitzposition spielt keine Rolle. Wichtig ist nur, dass Ihr Rücken gerade ist und die Schultern entspannt sind und dass, falls Sie den Schneidersitz wählen, beide Knie und der Po als Dreieck den Boden berühren. Sie können auch ein gefaltetes Handtuch unter die Knie legen, um Bodenkontakt herzustellen. Die Handflächen liegen locker auf den Oberschenkeln. Schließen Sie die Augen und richten Sie Ihre Aufmerksamkeit auf den Ein- und Ausatem.

Verschiedene einfache Meditationen

Ein und aus

Die einfachste Art der Atemmeditation ist, beim Einatmen «Ich atme ein» zu denken und beim Ausatmen «Ich atme aus». Wenn es Ihnen lieber ist, können Sie auch nur «Ein» und «Aus» denken. Nach kurzer Zeit wird Ihr Geist das langweilig finden und mit seinen Gedanken zu ihm wichtiger erscheinenden Dingen abwandern: Der Wasserhahn im Spülstein tropft, der Handwerker muss bestellt werden, die GEZ-Rechnung ist überfällig, Marianne hat lange nicht angerufen, ihr wird doch nichts passiert sein? usw. usw. Wenn Sie sich dabei ertappen, dass Sie sich haben ablenken lassen, dann stellen Sie das einfach fest – ohne sich Vorwürfe zu machen! – und fangen wieder an mit «Ich atme ein» und «Ich atme aus».

Wie Ihnen jeder bestätigen wird, der meditiert, ist es völlig normal, dass Ihre Gedanken immer wieder abwandern und Sie die Aufmerksamkeit häufig zum Atem zurückholen müssen. Larry Rosenberg nennt das in seinem Buch «Mit jedem Atemzug» trefflich den Hundegeist. Wie ein Hund, der ständig dem Stöckchen hinterherläuft, ohne etwas damit zu erreichen, so laufen wir jedem noch so kleinen Gedanken hinterher – egal ob er zu etwas nütze ist oder nicht. Im Laufe der Zeit, wenn Sie regelmäßig meditieren, werden Ihre Gedanken weniger werden, Ihre Konzentrationsfähigkeit wird sich erhöhen, und eine innere Ruhe wird sich in Ihnen ausbreiten.

Sie können gerne auch andere Worte wählen, wenn Ihnen «Ein» und «Aus» zu simpel sind. Denken Sie beim Einatmen «Liebe» und beim Ausatmen «Frieden» (oder umgekehrt). Machen Sie es wie bei der Ein-Aus-Meditation. Wenn Sie feststellen, dass Ihre Gedanken abgewandert sind, bringen Sie Ihre Aufmerksamkeit beim Einatmen zu «Liebe» zurück und beim Ausatmen zu «Frieden.» Verschwenden Sie keine kostbare Zeit damit, sich herunterzumachen, weil Sie «schon wieder» abgedriftet sind. Es schult den Geist, mit der Aufmerksamkeit beständig zum Atem und zu dem entsprechenden Wort zurückzukehren. Sie können auch jederzeit die Begriffe «Liebe» und «Frieden» durch andere positive Wörter ersetzen, die Ihnen besser gefallen, wie vielleicht «Freude», «Gelassenheit» oder «Dankbarkeit». Experimentieren Sie, welche Begriffe Ihnen am besten dabei helfen, einen friedvollen inneren Zustand zu erreichen.

Die Meditation mit einem Mantra

Das klassische Om

Die indische spirituelle Tradition arbeitet bei der Meditation sehr häufig mit Mantren. Das berühmteste ist «Om», das seit Jahrtausenden von indischen Heiligen und buddhistischen Mönchen benutzt und häufig gesungen wird. Es stammt aus dem Sanskrit, setzt sich aus drei Lauten zusammen, A-U-M, und wird als Urklang des Universums betrachtet. Die drei Laute symbolisieren alles, was ist: Vergangenheit, Gegenwart und Zukunft sowie die göttliche Dreieinigkeit. Die Weisen sagen, dass dieses Wort durch die jahrtausendelange Verwendung von Heiligen und Suchern aufgeladen worden ist und eine besondere Energie in sich trägt. In vielen Yoga-Schulen wird dieses Mantra am Anfang und Ende der Yoga-Stunde gesungen, um sich zu zentrieren und innere Ruhe und Harmonie zu schaffen. Sie brauchen nicht Yoga zu praktizieren oder sich einer indischen religiösen Gemeinschaft anzuschließen und noch nicht einmal die Bedeutung dieser Silbe zu kennen, um die heilsame Wirkung dieses Mantras zu erleben. Machen Sie ruhig einen Versuch.

Setzen Sie sich in entspannter, aufrechter Haltung zur Meditation hin, schließen Sie die Augen und richten Sie Ihre Aufmerksamkeit auf den Atem, ohne ihn zu kontrollieren oder

zu verändern. Schicken Sie vorab ein paar tiefe Atemzüge in ihr Becken und denken Sie sich Ihr Becken als Klangschale. Denken Sie nun mit dem Einatmen ein langes «Om» (A-U-M) und beim Ausatmen ein langes «Om» (A-U-M).

Selbst diese heilige Silbe wird nicht verhindern, dass Ihre Gedanken zwischendurch abwandern. Wenn Sie merken, dass Ihre Aufmerksamkeit nicht mehr bei dem Mantra ist, kehren Sie zu ihm und zum Atem zurück. Wie erwähnt, machen Sie sich keine Vorwürfe, weil Ihr unruhiger Geist Sie abgelenkt hat, sondern betrachten Sie das Zurückholen als eine Art Zähmungsprozess.

Vielleicht formen die Zunge, der Mund und der Gaumen den Laut «Om» wie von selbst, und das Mantra steigt als Ton aus Ihrem Becken auf. Wenn Sie sich erlauben zu tönen, ist es oft sogar leichter, die Gedanken zu zügeln. Irgendwann werden keine Gedanken mehr auftauchen. Aber haben Sie Geduld mit sich. Die Wirkung des Mantras werden Sie viel früher spüren: Eine tiefe innere Ruhe und Harmonie wird Sie erfüllen.

Das Soham-Mantra

Ein Mantra, das sich besonders gut für eine Atemmeditation eignet, ist «Soham». Wenn man auf seinen Atem achtet und genau hinhört, dann vernimmt man beim Einatem den Laut «so» und beim Ausatem den Laut «ham.» Das Soham-Mantra bedeutet: Ich bin DAS – das Unendliche, das Göttliche, das reine Bewusstsein.

Setzen Sie sich in Ihrer Meditationshaltung hin, schließen Sie die Augen und lauschen Sie auf Ihren Atem. Denken Sie beim Einatmen «so» und beim Ausatmen «ham».

Auch bei der Soham-Meditation werden Ihre Gedanken immer wieder abwandern. Bringen Sie sie einfach zum Mantra zurück. Versuchen Sie nach einiger Zeit, die beiden Silben «so» und «ham» nicht mehr zu denken, sondern in Ihrem Atem zu hören. Verurteilen Sie sich nicht, wenn es Ihnen nicht gelingt, sondern kehren Sie zum Denken der Silben zurück. Die Wirkung wird dadurch kaum verringert.

Machen Sie sich klar, was Sie ständig mit Ihrem Atem wiederholen: Ich bin DAS – das Unendliche, das Göttliche, das reine Bewusstsein. Wenn Sie diese Meditation für eine Weile regelmäßig praktizieren, werden Sie eine Ahnung von Ihrer viel größeren Dimension bekommen, eine innere Freude und ein großer Friede werden Sie erfüllen.

Wann soll man meditieren?

Es gibt keine festen Regeln, wann Sie meditieren sollten. Ein guter Zeitpunkt ist früh am Morgen, bevor die übliche Hektik losgeht. Wenn Sie den Tag mit einer Meditation beginnen, werden Sie den täglichen Herausforderungen viel ruhiger begegnen und sie besser bewältigen. Wenn Sie morgens keine Viertelstunde abzweigen können, in der Sie ungestört bleiben, dann richten Sie am Abend eine Zeitspanne ein, in der Sie sich zur Meditation zurückziehen können, selbst wenn es kurz vorm Schlafengehen ist. Abends zu meditieren hat den Vorteil, dass Sie nach einem anstrengenden Tag zur Ruhe kommen und eher einen erholsamen Schlaf finden.

Die Menschen teilen sich in zwei Typen auf: in Frühaufsteher oder Lerchen und in Nachteulen. Zur welchen Kategorie gehören Sie? Frühaufsteher können in der Regel besser morgens meditieren, Nachteulen abends. Probieren Sie es aus.

Vielleicht haben Sie ja auch am Nachmittag eine kurze Zeitspanne, in der Sie ungestört sind, dann meditieren Sie einfach zu diesem Zeitpunkt.

Wenn Sie das Gefühl haben, Sie hätten in Ihrem dichtgedrängten Tagesablauf keine Zeit zu meditieren, dann gehen Sie alle Tätigkeiten des Tages kritisch durch. Müssen Sie die Tageszeitung wirklich von vorn bis hinten lesen, genügen nicht ein oder zwei wichtige Artikel? Brauchen Sie wirklich die Vorabendserie im Fernsehen zur Entspannung? Könnten Sie vielleicht doch weniger Zeit damit verbringen, im Internet zu surfen oder bei Facebook die neusten Postings zu lesen?

Jeder von uns hat seine individuelle Art, Zeit zu vertrödeln, und hin und wieder muss man einfach die Klatschspalte lesen oder sich einen albernen Film ansehen. Aber an irgendeiner Stelle im Laufe des Tages lässt sich immer eine kurze Zeitspanne ausmachen, die Sie zum Meditieren nutzen können. Wenn Sie erst einmal erlebt haben, wie gut es Ihnen tut, dann werden Sie von ganz allein die Zeit dazu finden.

Wie lange soll man meditieren?

Auf die Länge kommt es nicht wirklich an. Allerdings sollten Sie mindestens 15 bis 20 Minuten meditieren, um die Wirkungen der Meditation zu spüren. Wenn es gar nicht anders geht, können Sie die Zeit aufteilen und morgens zehn Minuten meditieren und abends noch einmal zehn. Wenn Sie erst einmal angefangen haben zu meditieren und die positiven Effekte spüren, werden Sie Ihre Meditationszeit sowieso verlängern, vielleicht sogar auf eine Dreiviertelstunde. Fangen Sie mit 15 Minuten an und überfordern Sie sich nicht. Meditieren soll Sie zur inneren Ruhe bringen und nicht zusätzlichen Stress verursachen.

Viel wichtiger als die Dauer der Meditation ist die Regelmäßigkeit. Es ist besser, jeden Tag nur zehn Minuten zu meditieren als am Wochenende eine Stunde lang. Meditieren – wie jede neue Fähigkeit – lernen Sie nur, indem Sie es regelmäßig praktizieren. Es sollte zu einer selbstverständlichen Gewohnheit werden.

Trotzdem wird es immer mal wieder einen Tag geben, an dem Sie beim besten Willen keine Zeit zum Meditieren finden konnten, das ist bei unserem hektischen Lebensstil unvermeidlich. Dann ist es eben so. Machen Sie sich keine Vorwürfe, sondern meditieren Sie am nächsten Tag ein bisschen länger oder planen Sie für das Wochenende mehr Meditationszeit ein.

Letztlich gibt es an jedem Tag Momente, um kurz innezuhalten und für ein paar Minuten auf den Atem zu achten – und auch das ist eine Art von Meditation.

Luft, die Grundlage des Lebens

Bisher habe ich in diesem Buch über das Atmen die ungeheure Bedeutung, die die Luft für uns alle hat, nicht gebührend gewürdigt. Denn die Luft, die wir so selbstverständlich einatmen, gab es nicht immer auf dem Planeten Erde. Zu Beginn herrschte auf der Erde eine ähnliche Atmosphäre wie heute auf der Venus. Der Himmel war rostrot, voller Rauch durch den Ausstoß der Vulkane und von Kohlenstoffdioxid dominiert.

Leben gab es zuerst nur im Meer. Die Luft war giftig und voller Spurengase, die heute nur noch in sehr geringen Mengen zu finden sind. Als die Pflanzen entstanden, «erfanden» sie die Photosynthese, für die sie Kohlenstoffdioxid brauchen, das sie aus der Luft aufnehmen. Im Gegenzug geben sie Wasserdampf und Sauerstoff an ihre Umgebung ab. Sauerstoff ist sozusagen das Abfallprodukt der Photosynthese und zugleich die lebensnotwendige Grundlage für alle anderen Lebewesen. Ohne Sauerstoff können sie nicht überleben. Kein Wunder, dass die riesigen Regenwaldflächen als «Lunge der Welt» bezeichnet werden, die Kohlendioxid aufnehmen und Sauerstoff abgeben und so maßgeblich für das Weltklima verantwortlich sind.

Doch wie gehen wir mit dieser Lunge um! Nach einer Studie verschwanden von 1990 bis 2000 vier Millionen Hektar Regenwald pro Jahr. Ein Hektar entspricht zwei Fußballfeldern. Von 2000 bis 2010 lag der Rückgang gar bei 6,5 Millionen Hektar, das heißt, innerhalb von fünf Jahren wurde eine Fläche, so groß wie Deutschland, abgeholzt. Man braucht nicht viel Phantasie, um sich vorzustellen, was geschehen würde, wenn wir das eigene Lungengewebe jedes Jahr in dieser Weise dezimierten.

Wir vernichten nicht nur im großen Stil die den lebensnotwendigen Sauerstoff produzierenden Regenwälder, sondern vergiften auch die vorhandene Luft. Nach einer internationalen Studie, die in «Lancet» veröffentlicht wurde, einer der wichtigsten medizinischen Zeitschriften, hängt jeder sechste Todesfall mit der Umweltverschmutzung zusammen. Im Jahr 2015 hat die Belastung von Wasser, Luft und Böden etwa neun Millionen vorzeitige Todesfälle verursacht. Die gravierendsten Auswirkungen hat laut der Untersuchung die Luftverschmutzung.

Allein in Deutschland sterben jährlich 66 000 Menschen vorzeitig durch den vom Straßenverkehr produzierten Feinstaub. Die Landwirtschaft trägt ebenfalls dazu bei, denn durch den hohen Einsatz von Düngemitteln kommen Vorläuferstoffe in die Luft, die zur Bildung von Feinstaub führen. Kraftwerke, Fabriken und Heizungen tun das ihrige.

Die Zahl der jährlichen Todesfälle wird unweigerlich ansteigen, wenn wir nicht alle ernsthaft an der Verbesserung der Luftqualität arbeiten. Und das bedeutet Verzicht. Jeder Einzelne kann etwas dafür tun: weniger Fleisch essen, häufiger öffentliche Verkehrsmittel und das Fahrrad benutzen, die biologische Landwirtschaft unterstützen, weniger konsumieren, mit Strom und Rohstoffen achtsamer umgehen.

Die Durchsichtigkeit der Luft ist ihr Schicksal. Weil wir nicht sehen können, wie stark wir sie belasten, interessieren wir uns kaum für sie. Wenn wir Fotos von Menschen in Peking betrachten, die mit Atemmasken herumlaufen, weil der Smog gesundheitsgefährdend ist, denken wir: Das betrifft uns nicht, China ist ja so weit weg. Doch in der Luft gibt es keine Grenzen. Nach einer gewissen Zeit kommen die Schmutzpartikel auch bei uns an. Die Luft ist ein geschlossenes System, in dem nichts verloren geht.

Die Kohlendioxidkonzentration in der Erdatmosphäre ist mittlerweile so hoch wie zuletzt vor drei bis fünf Millionen Jahren, im erdgeschichtlichen Zeitalter des Pliozäns. Damals war es zwei bis drei Grad wärmer, Grönland und die Westantarktis waren eisfrei, und der Meeresspiegel lag zehn bis 20 Meter höher.

Die meisten Menschen wissen nicht, dass die Luftschicht um die Erde nur acht Kilometer dick ist. Das ist gar nicht so viel. Uns steht also keineswegs ein unbegrenzter Vorrat an Luft zur Verfügung. Umso wichtiger ist es, die Luftverschmutzung zu verringern, wenn wir Menschen überleben wollen.

Wir sind alle durch die Luft miteinander verbunden

Wir atmen also Luft, die Einzeller, Pflanzen und Bäume hervorgebracht haben und die endlos bereits geatmet worden ist, von Tieren, von Pflanzen, von Bäumen, von Jesus und Buddha, von Goethe und allen Menschen, die vor uns geatmet haben und mit uns atmen. Der Geophysiologe James Lovelock bezeichnet die Luft als den «Atem der gesamten Schöpfung».

Wenn wir einatmen, atmen wir ein, was die Bäume ausatmen. Was wir ausatmen, atmen die Bäume ein. Wenn wir einatmen, atmen wir jene Luft ein, die andere Menschen und Tiere ausgeatmet haben. Wenn wir ausatmen, atmen andere Menschen und Tiere unsere Luft ein. So sind wir durch die Luft mit allem verbunden.

Vernunftmäßig wissen wir das vielleicht, aber es ist nicht Teil unserer direkten Erfahrung. Hätten wir wirklich ein Bewusstsein dieser alles umfassenden Einheit, dann würden wir nicht so mit der Erde umgehen, wie wir es bislang tun.

Sich des eigenen Atems bewusst zu werden, ist der erste Schritt, um zu begreifen, dass wir Teil eines viel größeren Ganzen sind. Je sensibler wir durch den bewussten Atem für uns, unseren Körper und unsere Seele werden, desto sensibler werden wir auch für das Leben um uns herum und tun dann hoffentlich alles, um es zu schützen und zu erhalten. Es ist höchste Zeit. Es geht um uns und alles Leben auf der Erde.

Ein Ausspruch meiner Atemlehrerin Herta Richter fasst all das wunderbar zusammen:

«Ändere dich selbst und du änderst die Welt. Es kann nur so gehen.

Dieses Sichändern ist kein äußerer, sondern ein tiefer innerer Prozess. Ein Prozess des Reifens zum Menschsein hin.

Einen Weg sehe ich deutlich. Es ist das Eintauchen in sich selbst im Atem, in diesem göttlichen Strom des Lebens. Wenn wir lernen, uns ihm zu übergeben, wird er uns mehr und mehr zu Klarheit und Frieden führen. Er verbindet uns schließlich mit den Menschen um uns, mit der Welt, dem Kosmos, mit dem All. Das schenkt Frieden. Eigentlich ist jeder Atemzug ein Friedensgeschenk, wenn wir es nur verstehen, in unserem Innersten.

Wir gehen so einen Weg zu bewussterem Sein. Je mehr Menschen sich auf den Weg machen, desto sicherer wird Friede auf Erden sein. Es beginnt immer bei uns selbst.»

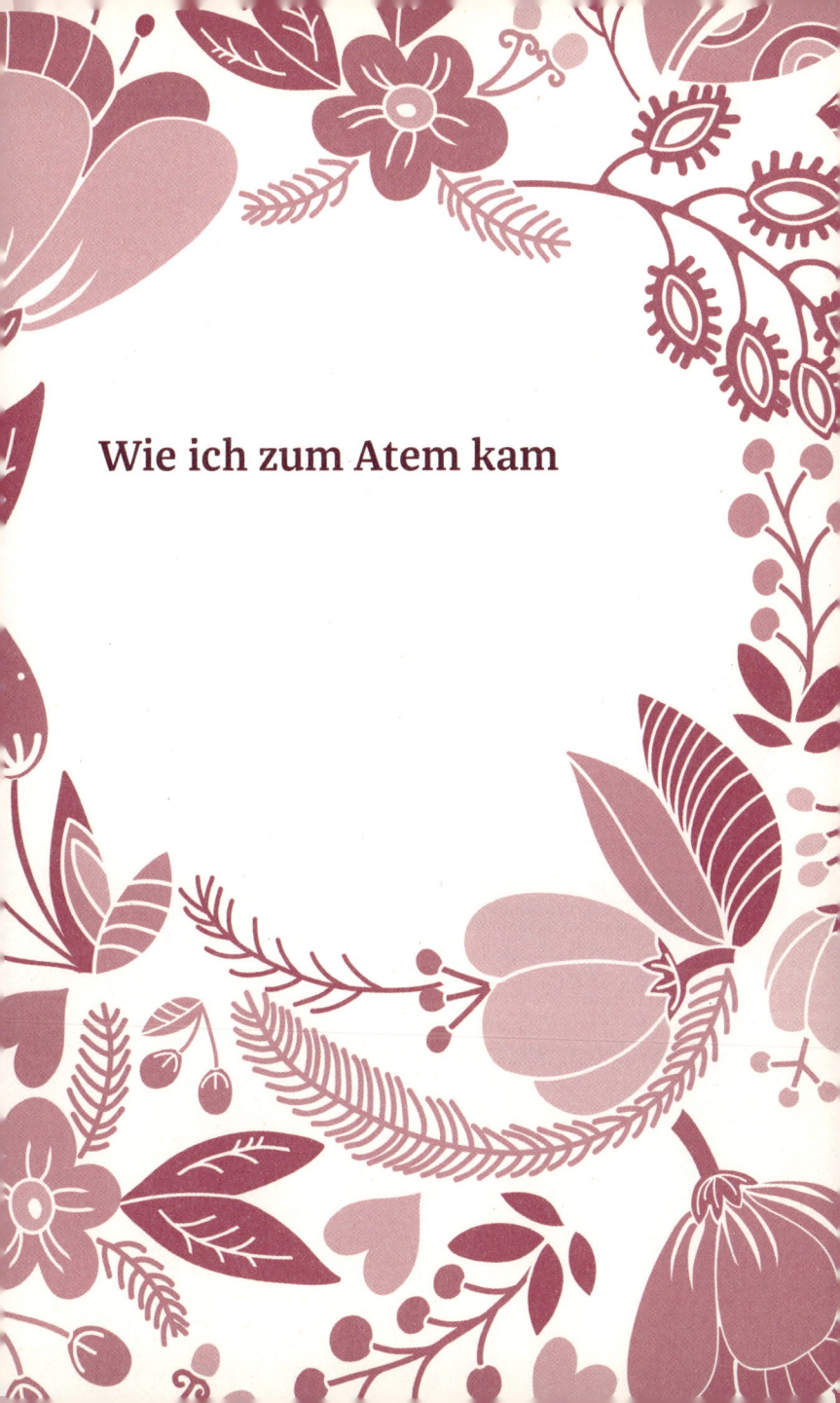

Wie ich zum Atem kam

Oft fragen mich meine Klienten oder die Teilnehmer in den Gruppen, wie ich denn eigentlich zum Atem gekommen sei. Vielleicht interessiert die Antwort Sie als Leser dieses Buchs ja auch. Es ist eine längere Geschichte.

Meine erste Atemmassage erhielt ich mit 18 Jahren. Ich ging noch aufs Gymnasium, und meine Freundin Conny empfahl mir die Physiotherapeutin Brigitte L. in München-Bogenhausen. Ich war überfordert mit der Frage, was nach dem Abitur passieren solle, und Conny war der Meinung, dass die Atemtherapie hilfreich sein könnte, meine inneren Fragen zu klären.

Jedes Mal kamen vor und nach mir dieselben Menschen zur Behandlung. Vor mir ein junger Mann mit Spastik und nach mir eine Frau, die anfangs immer aussah, als würde sie gleich weinen. Mich erstaunten die deutlichen Veränderungen in Haltung, Gestik und Ausdruck der beiden Patienten so sehr, dass ich die Physiotherapeutin darauf ansprach. Sie antwortete: «Glaubst du denn, du hast dich in dieser Zeit nicht verändert?»

Das hat mich sehr beeindruckt, denn auch ich erlebte mich anders. Ich konnte viel freier durchatmen und empfand mich als seelisch sehr viel stabiler als zuvor. Dass der Grund für diese Veränderungen die Atemmassage war, begriff ich jedoch erst in diesem Gespräch. Das hatte zur Folge, dass ich zu Brigitte L. sagte: «Das will ich auch. Ich will auch Atemtherapeutin werden.»

Sie erwiderte damals sehr lebenspraktisch: «Mach du erst mal dein Abitur.»

Meine Eltern waren beide sehr einfache Menschen, und ich war die Erste in meiner Familie, die aufs Gymnasium ging. «Schuld» daran war ein engagierter Lehrer, der meinen Vater in der fünften Klasse einbestellte und ihm ohne Umschweife erklärte, dass er mich aufs Gymnasium schicken müsse – was er dann auch tat. Erst sehr viel später erkannte ich, wie viel ich diesem Lehrer, Herrn Kern, verdanke.

Auf dem Gymnasium lernte ich nicht nur denken, sondern wurde auch ernst genommen mit meinen Gefühlen und Ansichten. Durch meine neuen Freundinnen bekam ich ganz andere Lebensweisen mit als jene, die ich von zu Hause kannte. Ich entdeckte klassische Musik, Malerei und Bücher. Unsere Lehrer, die der 68er-Generation angehörten, probierten sich mit uns aus, nahmen uns Schülerinnen ernst und wurden nicht müde, uns zu unterstützen, wo sie nur konnten.

Ich nahm an einem außerschulischen Selbsterfahrungsseminar teil, in dem ich die Bücher von Graf Dürckheim über Zen, die von Alexander Lowen über Bioenergetik, die von Fritz

Perls über Gestalttherapie kennenlernte. Ich war davon faszinert, dass es etwas geben sollte, das Körper, Seele und Geist umfasst. Wer bin ich? Wozu bin ich hier? Das waren Fragen, die mich mit einem Mal beschäftigten.

In der Schule fühlte ich mich frei und konnte durchatmen. Dort herrschte ein lebendiger Geist, der mich innerlich wachsen ließ.

Gleichzeitig ging ich in die Atemgruppen von Brigitte L., einer frühen Schülerin von Herta Richter, die damals im Atemhaus München berufsbegleitend Atemtherapeuten ausbildete. Bei einem Vortrag erlebte ich Herta zum ersten Mal und war sofort von ihr begeistert. Weniger begeisterten mich ihr Fanclub sowie das Umarmen und Küssen danach. Etwas in mir störte sich so sehr daran, dass ich fürs Erste von der Ausbildung Abstand nahm.

Ich machte mein Abitur und arbeitete erst einmal im Telegraphenamt in München, um Geld zu verdienen. Damals war Bhagwan sehr populär, und ich wohnte in einer Wohngemeinschaft mit Sannyasins zusammen, wie seine Jünger hießen. Ständig war einer von ihnen in Indien, und ich erfuhr, dass man dort für 400 Mark im Monat gut leben konnte. Meine Eltern wollten mich im Studium finanziell nicht unterstützen, sie wünschten sich, dass ich «was Gescheites» machte, um bald mein eigenes Geld zu verdienen. Ich war hin- und hergerissen und fühlte mich von der Situation vollkommen überfordert. Die Gastvorlesungen, die ich an der Universität in München besuchte, brachten mich auch nicht weiter. Die Einführungen in Fächer wie Medizin und Psychologie hinterließen in mir die Überzeugung, das sei alles viel zu groß und unerreichbar für mich.

So beschloss ich, weiter im Telegraphenamt zu arbeiten und 10 000 D-Mark anzusparen, um in Indien ohne finanziellen Druck leben zu können. Ich hoffte, dort Zeit zum Nachdenken zu haben und in Ruhe zu überlegen, was aus mir und meinem Leben werden sollte.

Während dieser Zeit lernte ich mehrere unterschiedliche Körpertherapien kennen, unter anderem das «holotrope Atmen» nach Stanislav Grof. Darüber hinaus las ich viel von Karlfried Graf Dürckheim, Erich Fromm und Carlos Castaneda. Mich interessierten der Zen-Buddhismus, das Meditieren und die Psychologie C. G. Jungs.

Konflikte in der Wohngemeinschaft machten einen Umzug unvermeidlich, und ein Freund bot mir an, für die Zeit, bis ich nach Indien fliegen konnte, in seinem Häuschen im Hinterhof eines Mietshauses zu wohnen. Er selbst wollte für sechs Monate nach Norddeutschland.

Ich arbeitete und sparte, so gut es ging, bis ich die nötige Summe zusammenhatte und mich bei einem Arzt erkundigte, welche medizinischen Vorsichtsmaßnahmen ich bei einem längeren Aufenthalt in Indien treffen müsse. Wie heißt es so schön? *Leben ist das, was passiert, während man dabei ist, andere Pläne zu schmieden!* Auf dem Rückweg vom Arzt stieß ich mit einem Fahrrad zusammen, dessen Fahrer angetrunken vom nahegelegenen Biergarten kam: Wir verliebten uns, und statt nach Indien zu fahren, heiratete ich diesen Mann und bekam mit 23 Jahren unseren Sohn Ben.

Mein Mann und ich hatten abgemacht, dass ich nach Bens Geburt entweder studieren oder eine Ausbildung zur Heilpraktikerin machen würde. Darüber hinaus hatte ich immer noch oder wieder den tiefen Wunsch, mich bei Herta Richter zur Atemtherapeutin ausbilden zu lassen.

Benny war noch kein Jahr alt, als ich mich an der Josef-Angerer-Heilpraktiker-Schule in München einschrieb. Jedoch holte mich das Leben erneut an einer anderen Stelle ab, denn ich musste erkennen, dass mein Ehemann zwar ein lieber Mensch, aber alkoholkrank war. Ich suchte und fand Hilfe bei Al-Anon, einer Selbsthilfegruppe der Anonymen Alkoholiker für Angehörige. Dort wurde mir klar, dass ich mich von meinem Mann trennen musste, wenn dieser sich nicht vom Alkohol trennte.

Da stand ich nun, 25 Jahre alt, und hatte jeden Tag das Gefühl, gegen einen Berg anzuatmen. In den Nächten, wenn Mann und Sohn schliefen, ging ich stundenlang spazieren, um zu überlegen, wie das alles zu schaffen sei: ein kleines Kind, keinen Beruf, kein eigenes Geld und Eltern, die mich nicht unterstützen würden. Auf meinen nächtlichen Spaziergängen schaute ich immer wieder bei meiner guten Freundin Conny vorbei, die Theaterwissenschaften studierte und bei der oft noch sehr spät nachts Licht brannte. Sie schickte mich erneut zu der Physiotherapeutin nach Bogenhausen und zur Atemmassage, die mir damals so gutgetan hatte.

Wieder verblüffte mich Brigitte L. mit einem lebenspraktischen Rat. Der schnellste Weg in die Unabhängigkeit und zur Atemtherapie sei eine medizinische Massageausbildung. Diese würde von der Stadt gefördert, außerdem sei mein Ehemann unterhaltspflichtig. Manchmal braucht man einen Menschen, der zum rechten Zeitpunkt dem eigenen Herzen Hände und Mund verleiht und einem dadurch ein Fenster öffnet, das vorher schon da war, nur eben mit zugezogenem Rollo.

Zeitgleich fanden mich neue Bücher: Irina Tweedie, «Wie Phönix aus der Asche», und Reshad Feild, «Ich ging den Weg des Derwisch», beides autobiographische Berichte über Selbsterkenntniswege, die mir Mut machten, darauf zu vertrauen, dass mich das Leben schon dahin führen würde, wo es mich hinhaben wollte.

Gesagt, getan. Ich behielt das Kind und die Wohnung und meldete mich zur Ausbildung zur Masseurin und medizinischen Bademeisterin an, die ich 1987 beendete. In dieser Zeit lernte ich Willi kennen, die Liebe meines Lebens und jenen Mann, mit dem ich bis heute mein Leben teile.

Brigitte L. informierte mich darüber, dass Herta Richter ihre letzte Ausbildungsgruppe selbst anleiten und danach die Schule an ihre Nachfolgerinnen übergeben wollte. Wieder musste ich springen. Dabei wusste ich damals weder, wie ich die Ausbildung finanzieren, noch, wie ich sie mit der Arbeit im Krankenhaus vereinbaren sollte. Ich traf Herta Richter und bekam den letzten Platz in der Donnerstags-Gruppe, die nachmittags über drei Jahre stattfinden sollte.

Ich war also gesprungen, und alles andere fügte sich. Bis heute erstaunt mich das. Immer, wenn es ganz eng wurde, beseelte mich eine Art unerschütterliches Vertrauen, dass es schon gelingen würde, wenn es für mich so vorgesehen war.

Herta Richter verdanke ich so viel, dass ich es gar nicht beschreiben kann. Sie war mir Atem- und Lebenslehrerin. Ihre auch praktizierten Aussagen: «So wie du bist, bist du in Ordnung», und: «Du atmest nicht falsch, sondern so, wie das Leben es dich gelehrt hat»; ihre Philosophie «Annehmen, was JETZT ist, ist der einzige Ort, von dem aus Entwicklung möglich ist» und «Jede Freiheit bedeutet die Aufgabe von Sicherheit» übersetzte sie – so trefflich wie keine andere – in angeleitete Atemerfahrungen, die mich auf der körperlichen, seelischen und geistigen Ebene neu ordneten. Sie nahm mich an die Hand und bot mir ein Jahr nach der Ausbildung sogar an, die Atemmassage in der Ausbildung zu übernehmen.

Das Atemhaus München (www.atemhaus.de) ist mir seither Heimat und Zuhause. Ich teile es mit vielen anderen Atemgeschwistern, und es herrscht dort ganz selbstverständlich der Geist wesentlicher Begegnung. Ich bin dankbar und glücklich, heute dort Atemgruppen anzuleiten und in das Team der Atemtherapieausbildung integriert zu sein. Mica Claus und Indira Daehr stehen seit dem Tod von Herta Richter im Jahr 2013 in deren Nachfolge, sie leiten die Ausbildungen und halten den Geist lebendig, mit dem Herta Richter das Haus geprägt hat.

Der Atem ordnete mich im Innern, und damit einhergehend ordnete sich auch mein äußeres Leben. Willi und ich wagten uns in ein gemeinsames Leben, in dem vielleicht sogar Platz für gemeinsame Kinder sein könnte. Jung genug war ich ja dafür – doch empfand ich es als großes Wagnis. Ich hatte damals mit einer Physiotherapeutin gemeinsam eine große Praxis in Nymphenburg und war dadurch finanziell endlich unabhängig. Es war die schönste und größte Praxis meines Lebens: eine alte Jugendstilvilla mit 240 Quadratmetern Praxisfläche. Hier fanden nicht nur Physio-, Massage- und Atemtherapie statt, sondern auch allerlei Gruppen (Yoga, Tai Chi, Qigong und viele andere), die damals von den Krankenkassen als Prävention anerkannt und zum Teil bezahlt wurden.

Als Fabian geboren wurde, schränkte ich die Arbeit in der Praxis stark ein. Meine Partnerin musste dadurch vieles übernehmen, was unweigerlich zu Konflikten führte. Es war eine sehr stressige Zeit, die mir einen Hörsturz und die Erkenntnis bescherte, dass ich die atemloseste Atemtherapeutin Münchens war. Was ich zu diesem Zeitpunkt noch nicht wusste: Ich war wieder schwanger.

Willi, der immer selbstverständlich an meiner Seite stand, der für mich und Benny da war, mich unterstützte und immer wieder die Tür zu einem Raum öffnete, den ich noch nicht einmal vermutete, sowie einige gute Freundinnen unterstützten mich bei der schweren Erkenntnis: So konnte es nicht weitergehen. Ich war erneut an einem Scheidepunkt in meinem Leben angekommen. Wir verkauften die Praxis, Valerie wurde geboren, ich widmete mich ganz unseren kleinen Kindern und konnte annehmen, dass Willi für unser Leben finanziell aufkam.

Wir zogen um in ein neues Haus, und erst als Valerie in den Kindergarten kam, begann ich wieder zu arbeiten. Mein Freund und Osteopath Rudi F. bot mir an, fürs Erste einen seiner Praxisräume kostenlos an einem Tag in der Woche für Atemtherapie zu nutzen, um wieder in der Arbeitswelt Fuß zu fassen. Das erwies sich als viel weniger schwer, als ich nach der langen Pause erwartet hatte: Viele alte Patienten kamen freudig zurück, als sie hörten, dass ich wieder arbeitete, und empfahlen mich weiter. Mit der Hilfe von Willi und einer Babysitterin gelang es mir, zum Teil zu Hause und zum Teil in der Praxis von Rudi F. zu arbeiten.

Mein Atemweg führte mich zu Irmela Halstenbach, meiner zweiten wichtigen Atemlehrerin. Sie lehrte mich, den inneren Atem, den Zellatem, im Raum der Stille wahrzunehmen, jenen inneren Atem, den wir schon im Mutterleib atmen und der schon vor unserer Geburt existiert. Staunen wir nicht jedes Mal, wenn ein Mensch geboren wird, in den ersten drei Tagen nach der Geburt über sein Aussehen, das oft sehr viel mehr von einem alten Weisen hat als von einem Säugling?

Sie lehrte mich auch das Wahr-nehmen meiner inneren Stimme, meines inneren Führers. Jener inneren Stimme, die sich so häufig zu Wort meldet und die wir – oft ohne es zu wissen – zum Verstummen bringen, weil sie sich möglicherweise nicht mit dem deckt, was unser Verstand uns sagt. Aus diesem Konflikt entstehen nicht selten Krankheiten, die uns außer Gefecht setzen ... vielleicht um ein Lauschen nach innen zu ermöglichen?

Heute verbindet Irmela und mich eine tiefe Freundschaft und das gemeinsame Er-innern von etwas, das mir manchmal vorkommt, als sei es viel älter als mein jetziges Leben.

Seit einigen Jahren bin ich im Team der Heiligkreuztaler

Begegnungstage. Gegründet von Dr. med. Jochen Gleditsch und seiner Frau Anneli, gibt es dort einen Rahmen für Menschen, die auf der Suche nach einer vertieften heilenden Spiritualität sind.

Die Erfahrungen, die ich in meinem bisherigen Leben mit dem Atem machen durfte, führten mich zurück zur Frage nach meinen christlichen Wurzeln. Ich hatte mich in jungen Jahren von ihnen getrennt, weil ich die Machenschaften der kirchlichen Institutionen nicht akzeptieren konnte. Das Erleben christlichen Miteinanders im Kloster Heiligkreuztal, das sämtliche Weltreligionen in dem Verständnis integriert, dass ihnen allen eine einzige göttliche Wahrheit zugrunde liegt, beginnt mich zu tragen in ein altes, wiedergefundenes und auch neu empfundenes spirituelles Zuhause.

Heute bin ich 57 Jahre alt und kann rückblickend dankbar erkennen, dass mich mein Schicksal manchmal eher unsanft dorthin stupste, wohin ich hinsollte. Ich darf in meinem Beruf Menschen auf ihrem Weg begleiten, ihnen begegnen und mit ihnen lernen. Ich leite Seminare im In- und Ausland, bilde Atemtherapeuten in Atemmassage aus und gebe Einzelsitzungen in einer Praxis in München (www.atemmassage.de). Ich führe ein volles und erfülltes Leben. Täglich fühle ich mich von der Arbeit mit dem Atem beschenkt.

Ich danke den Menschen, die meine Atemgruppen besuchen und sich in Einzelbehandlungen mir mit ihrem Atem anvertrauen. Diese Begegnungen empfinde ich als kostbares Geschenk. Ich danke der Kraft, die größer ist als wir alle, die mich leitet und führt und mich immer wieder aufmerksam, still und weit im Inneren werden lässt, wenn tiefe körperliche, seelische und geistige Täler durchschritten werden müssen, die neues Sehen und neues Erkennen vorbereiten.

«Wo die Berge hoch, sind die Täler tief», sagte einmal Herta Richter.

Aus heutiger Sicht wäre ich, hätte ich Medizin oder Psychologie studiert, wohl nie Atemtherapeutin geworden. «Den Willigen führt das Schicksal, den Unwilligen schleppt es herbei» – frei nach Seneca. Gerade jungen Menschen würde ich zurufen wollen: «Bleibt offen für das, was und wer euch im Leben begegnet. Das Leben geht oft ungewöhnliche Wege, um euch dahin zu bringen, wo ihr etwas bewegen sollt.»

Ich danke meinem Schicksal, das Herrn Kern, Herta Richter und Irmela Halstenbach zu mir führte – oder mich zu ihnen. Heute weiß ich, dass jeder Mensch zu jedem Augenblick einem anderen Menschen Heiler sein kann. Wir müssen nur die Augen öffnen, um zu sehen, und bereit sein, wirklich zuzuhören.

«An den Scheidewegen des Lebens stehen keine Wegweiser», sagte einst Charlie Chaplin. «Jedoch», würde ich gerne ergänzen, «stehen dort, wenn man Glück hat, gute Freunde, die einem helfen, mit ihrem Dasein die Schwere zu tragen.»

In meinem Leben danke ich für ihr Da- und Mit-mir-Sein in Stunden der Not und der Freude ganz besonders meinen Freundinnen und Freunden Conny und Karin, Traudl, Kay, Angela, Indira sowie Peter und Danielle. In den tiefen, dunklen Tälern, die das Leben für einen bereithält, ist es mehr als Dankbarkeit, die man für die Hand empfindet, die einen auch im

Dunkeln hält. Eva und Willi sind solche Menschen für mich. Vera danke ich dafür, dass sie mich immer wieder in sprachloses kindliches Erstaunen versetzt, und Rudi dafür, dass er mir damals ohne langes Fragen die Rückkehr in die Praxis ermöglichte. Iria danke ich für die späte Freude am Singen. Ohne euch wäre ich nicht die, die ich geworden bin.

Schon jetzt bitte ich alle um Verzeihung, die ich auch hätte erwähnen müssen, denn es sind noch viele mehr, die meinem Herzen nahe sind. Der Vollständigkeit wegen müsste ich auch diejenigen erwähnen, die mir das Leben schwergemacht, die mich verletzt, gekränkt und enttäuscht haben, denn auch diese Menschen sind daran beteiligt, dass ich zu der werden konnte, die ich heute bin.

Ich danke Bernd Jost, ohne den es dieses Buch gar nicht geben würde. Vielleicht muss es sogar heißen: Dieses Buch gibt es nur, damit wir beide uns begegnen konnten. Auch für ihn waren Irina Tweedie, Reshad Feild und Janwillem van de Wetering wichtig, einige von jenen Autoren, die mein Leben in geistigen Fragen so nachhaltig befördert haben. Ich danke für seine Begleitung, seine Anregungen und dafür, dass er Textinhalte so kritisch hinterfragt, sowie für die beginnende Freundschaft. Mit Clara Polley vom Rowohlt Verlag, die ihn mir an die Seite stellte mit den Worten: «Ich könnte mir vorstellen, dass ihr gut zusammenpasst», fühle ich mich dafür sehr verbunden.

Mein allergrößter Dank aber gilt Willi, meinem Lebens-, und Seelengefährten, ohne den ein Leben wohl möglich, aber nicht freudvoll sein würde, sowie meinen Kindern Ben, Fabian und Valerie, die mich haben wachsen lassen, einfach dadurch, dass es sie gibt.

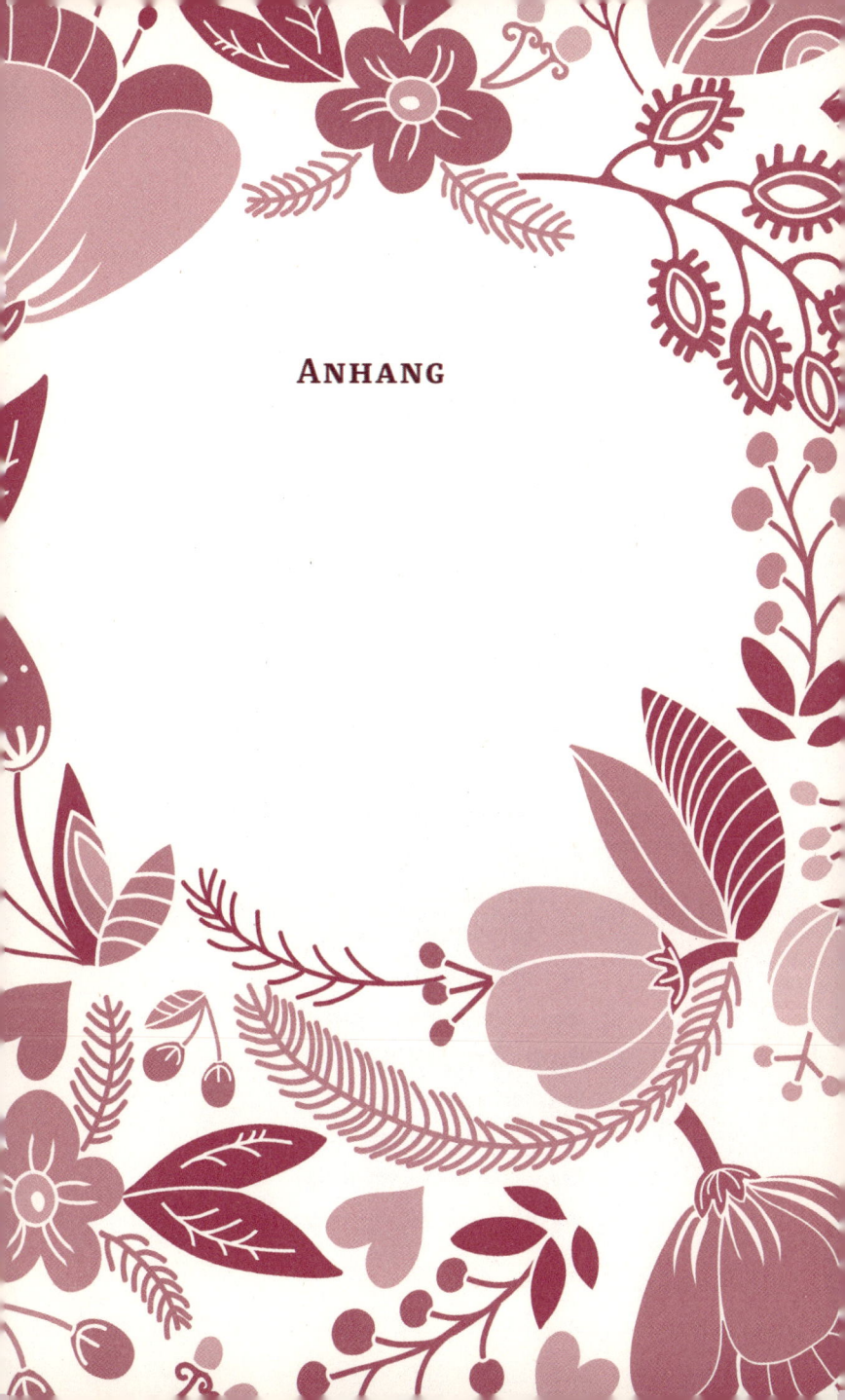

Anhang

Liste der Übungen

Literaturverzeichnis

Brooks, Charles V. W.: *Erleben durch die Sinne*, Paderborn 1995.

Cardas, Elena: *Atmen – Lebenskraft befreien*, München 1999.

Dschuang Dsi: *Das wahre Buch vom südlichen Blütenland*, Düsseldorf / Köln 1972.

Ehrenfried, Lily: *Atmen – Bewegen – Erkennen*, Berlin 1986.

Feild, Reshad: *Das atmende Leben*, Xanten 2008.

Fischer, K. / Kemman-Huber, E.: *Der bewusst zugelassene Atem*, München 1999.

Gamborg, Helen: *Das Wesentliche ist unsichtbar*, Reinbek bei Hamburg 1998.

Halstenbach, Irmela: *Atem holen aus der Tiefe*, BoD 2009.

Jacobs, Dore: *Die menschliche Bewegung*, Ratingen 1962.

Kabat-Zinn, Jon: *Gesund durch Meditation*, München 2013.

Krishnamurti, Jiddu: *Dem Leben begegnen*, München 2001.

Richter, Herta (Hrsg.): *Atemwelten*, Wiesbaden 2005.

Richter, Herta: *Vom Wesen des Atems*, Wiesbaden 2006.

Rosenberg, Larry: *Mit jedem Atemzug*, Freiburg 2002.

Schaarschuch, Alice: *Der atmende Mensch*, Bietigheim 2018.

Schmitt, Johannes L.: *Atemheilkunst*, Wiesbaden 2009.

Schneider, Glen: *Zehn Atemzüge zum Glück*, Bielefeld 2016.

Sedlmeier, Peter: *Die Kraft der Meditation*, Reinbek bei Hamburg 2016.

Steindl-Rast, David: *Die Achtsamkeit des Herzens*, Freiburg 2013.

Thich Nhat Hanh: *Das Wunder des bewussten Atmens*, Bielefeld 2000.

Vranich, Belisa: *Breathe!*, London / New York 2017.

Schmuckzitate auf S. 19 und S. 111: Mit freundlicher Genehmigung von Indira Daehr und Mica Claus (Atemhaus München).

Schmuckzitat auf S. 131: Mit freundlicher Genehmigung von Robert A. Cathomas (Chalice Verlag Xanthen).

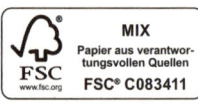